Dr. Numbergers

Geistig Fit
Küche

Iss Dich unvergesslich!

mit der MIND-Methode

Impressum

ISBN: 978-3-95443-142-7

Verlag: max LQ MAX LQ ist ein Unternehmensbereich der FID Verlag GmbH, Koblenzer Straße 99, 53177 Bonn
Internet: www.fid-gesundheitswissen.de

Dr. Numbergers Geistig Fit Küche ist Teil der Produktwelt um den Informationsdienst Geistig FIT fürs ganze Leben. Erfahren Sie mehr unter www.geistig-fit.net

Geschäftsführung: Daniela Birkelbach, Richard Rentrop

Redaktion: Dr. Markus Numberger

Layout/Satz Innenteil: Schmelzer Medien GmbH, Siegen
Layout/Satz Buchumschlag: Tipp 4 GmbH, Rheinbach
Druck: Beltz Grafische Betriebe GmbH, 99947 Bad Langensalza
Fotos: © 123rf.com · **Cover:** Fotolia.com

© 2021 FID Verlag GmbH, Bonn

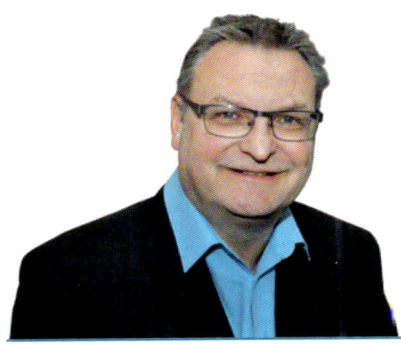

Vorwort

Um 1960 gab es in Deutschland etwa 250 Hundertjährige, der Bundespräsident konnte jedem persönlich zum Geburtstag gratulieren. 2015 waren es fast 17.000. Durch die Fortschritte der Medizin verschiebt sich aber nicht nur das gelebte, sondern auch das „gefühlte Alter" immer weiter nach hinten. Nie zuvor fühlten wir uns trotz unseres Alters so vital wie heute. Und so ist es nur logisch, dass wir – ganz zu Recht – möglichst lange „mittendrin" im Leben sein wollen. Ein Schlüsselfaktor hierbei ist die mentale Fitness. Muskeln, Kreislauf und Ausdauer lassen sich einfach trainieren. Aber wenn wir älter werden, verändert sich natürlich auch unser Gehirn.

Gedächtnis und Konzentration lassen nach, Denkgeschwindigkeit und Reaktionszeiten werden langsamer. Trotzdem ist auch das ältere Gehirn dem jüngeren keinesfalls unterlegen. Senioren können vielleicht den Fernseher nicht so schnell programmieren, dafür können sie aber durch ihre größere Erfahrung in komplexen Situationen vielleicht klügere Entscheidungen treffen und Abläufe besser vorhersehen. Insgesamt stehen den Verlusten des Alters deutliche Gewinne gegenüber: wachsende Sprachkompetenz und weniger Ich-Zentriertheit. Ältere können besser mit Emotionen umgehen, sind oft glücklicher. Angsterkrankungen und Stress nehmen im Alter deutlich ab. Viele Experten sind der Überzeugung, dass wir im Alter weiser und klüger werden.

Trotzdem schwebt über uns allen mit zunehmendem Alter das Damoklesschwert von kognitivem Abbau und Demenz. Dabei ist die Lösung im Grunde ganz einfach: Wir alle pflegen unsere Zähne, indem wir sie zweimal täglich putzen.

Richtig ernähren – Geistig fit bleiben!

Wir tun das, obwohl sich kaputte Zähne relativ leicht reparieren oder sogar durch künstliche Zähne ersetzen lassen. Mit unserem Gehirn geht das nicht, es lässt sich nur sehr schwer reparieren und schon gar nicht ersetzen. Trotzdem pflegen die meisten von uns dieses wichtige Organ wenig oder kaum. Mit dem Kauf dieses Buches zeigen Sie bereits, dass Sie das ändern wollen. Und dabei möchte ich Sie unterstützen.

Auf Grundlage der neuesten wissenschaftlichen Erkenntnisse möchte ich Ihnen zeigen, wie Sie möglichst lange geistig fit bleiben. Dabei ist es gleichgültig, ob Sie einfach ihre mentale Leistungsfähigkeit erhalten und steigern wollen oder ob Sie Ihr Risiko vermindern wollen, an Alzheimer oder einer anderen Demenz zu erkranken.

Nach dem derzeitigen Stand der Forschung sind die Grundvoraussetzungen, die Sie einhalten müssen, in beiden Fällen gleich. Sie beruhen auf vier Säulen für geistige Fitness: gesunde Lebensführung, Bewegung, Ernährung und Gehirntraining. In diesem Buch legen wir den Fokus auf die Ernährung, was nicht heißt, dass die anderen Säulen nicht ebenso wichtig sind.

Kandel, im Oktober 2021

Dr. Markus Numberger

Inhaltsverzeichnis

Richtig ernähren – Geistig fit bleiben!

Mit (rotem) Fleisch

Ohne Fleisch

Desserts

Was genau ist Geistig FIT fürs ganze Leben? 114

Quellen 116

I. Einführung

Demenzen, vor allem die Alzheimer-Erkrankung, sind ein sehr wichtiges und ständig wachsendes Gesundheitsproblem weltweit. Es kann uns alle treffen. Viele von uns sind vielleicht schon indirekt betroffen, weil sie einen Verwandten, einen Freund oder einen Kollegen haben, der an Demenz leidet. Derzeit sind rund 24 Millionen Menschen weltweit an Demenz erkrankt und im Jahr 2050 sollen es nach Schätzungen schon über 80 Millionen sein. Bei uns in Deutschland leben derzeit etwa 1 Million Menschen mit Demenz (70 Prozent davon Frauen).[1]

Auch die finanzielle Belastung durch Demenz ist für die Gesellschaft sehr hoch. In Großbritannien geben Staat und Familien etwa 26,3 Milliarden Pfund jährlich für die Betreuung und Behandlung von Demenzkranken aus – zweimal mehr als für Krebserkrankungen und dreimal mehr als für Herz-Kreislauf-Erkrankungen.[2] Und das sind nur die finanziellen Belastungen.

Die emotionalen, psychischen und sozialen Folgen dieser Erkrankung – sowohl für die Patienten als auch für die Angehörigen – sind nicht in Zahlen zu messen. Im Folgenden sprechen wir nur von der Alzheimer-Demenz, die mit 70 Prozent die häufigste Demenzform ist.

Das Risiko, an einer Alzheimer-Demenz zu erkranken, steigt mit zunehmendem Alter. Bei 65- bis 69-Jährigen liegt der Anteil an Demenzkranken bei 1,2 Prozent, bei den 80- bis 84-Jährigen bereits bei 13,3 Prozent und bei den über 90-Jährigen sind fast 35 Prozent von einer Demenz betroffen.[1] Ich möchte jetzt nicht näher auf Charakteristika, Krankheitsverlauf, Ursachen und Behandlung der Alzheimer-Demenz eingehen, dafür gibt es sehr gute Literatur.[3] Ich möchte mich vielmehr auf die Vorsorge (Prävention) konzentrieren, also die Fragen:

„Wie bleibe ich ein Leben lang geistig fit?", „Wie senke ich mein Risiko, an Alzheimer zu erkranken?" und – obwohl das nicht mehr zur Prävention gehört – „Wie kann ich das Fortschreiten der Symptome bremsen, wenn ich bereits erkrankt bin?"

Richtig ernähren – Geistig fit bleiben!

Alzheimer-Forschung – viel ist noch zu tun

Obwohl seit Jahren intensiv geforscht wird, gibt es gegen die Alzheimer-Erkrankung noch kein Heilmittel. Nur einige Medikamente, die die Symptome kontrollieren und bestenfalls den Krankheitsverlauf etwas aufhalten. Die Anzahl der Forschungsarbeiten über Gehirnalterung und neurodegenerative Erkrankungen sind in den letzten Jahren stark angestiegen.

Aha! *Neurodegenerativ bedeutet, dass im Verlauf einer Erkrankung die Funktion und meist auch die Struktur der Nervenzellen geschädigt wird und die Neuronen eventuell absterben.*

Mit der Vielzahl an Studien geht zwangsläufig einher, dass die Ergebnisse in der einen oder anderen Weise unterschiedlich interpretiert werden können, nicht immer voll übereinstimmen oder sich sogar widersprechen. In den Fällen, in denen es wichtige konträre Arbeiten zu einem Thema gibt, werde ich dies erwähnen.

Das soll Sie nicht verwirren, es soll Ihnen nur zeigen, dass Forschung immer im Fluss ist. Und das gilt gerade bei einem so umstrittenen und schwierigen Gebiet wie der Alzheimer-Forschung. Ich werde versuchen, die Forschungsergebnisse so weit wie möglich in einen Kontext zu stellen, um Ihnen einen Überblick zu verschaffen, was gesicherte Ergebnisse sind und wo noch Forschungsbedarf besteht.

Warum ist die Forschung so schwierig?

Um zu untersuchen, ob eine Substanz (ein Medikament, ein Nahrungsmittel, ein Vitamin) oder eine Aktivität (Sport, Gehirnjogging, Stress) Auswirkungen auf die Entstehung oder den Verlauf einer Erkrankung wie Alzheimer hat, führen Wissenschaftler Studien durch. Dafür gibt es unterschiedliche Möglichkeiten. Diese haben alle ihre Stärken und Schwächen. Manchmal werden Tierversuche durchgeführt mit dem Vorteil, dass man schnell große Datenmengen erhält, die Versuchstiere leicht zu kontrollieren sind und man Fragen nur im Tierversuch untersuchen kann. Allerdings sind die Ergebnisse nicht immer auf den Menschen übertragbar. Studien am Menschen wiederum können folgende Probleme aufwerfen:

> Gerade bei längeren Studien ist man oft auf die Aussagen der Versuchspersonen angewiesen (was und wie viel sie essen, wie viel Sport sie treiben etc.).
> Bei Ernährungsstudien kann die gleiche Nahrung je nach Herkunft sehr unterschiedlich sein und oft kennt man die genaue Zusammensetzung überhaupt nicht.
> Aus einer Studie wird nicht unbedingt klar, ob ein gefundener Effekt Ursache oder Folge der untersuchten Erkrankung ist.
> Aus Kosten- oder anderen Gründen ist die Zahl der Versuchspersonen oft zu gering, um statistisch sichere Aussagen zu treffen.

Arten von Studien

Recht verlässlich sind Studien mit vielen Versuchsteilnehmern, die nach dem Prinzip der **randomisierten placebokontrollierten Doppelblindstudie** durchgeführt werden. Hierbei teilt man die möglichst große Anzahl von Probanden zufällig (randomisiert) in zwei gleich große Gruppen auf. Eine davon erhält die Testsubstanz, die andere ein Scheinpräparat (Placebo). Weder der Versuchsteilnehmer noch der Experimentator wissen, wer was erhält (doppelblind).

Viele Studien über den Effekt von Sport oder von bestimmten Nahrungsmitteln werden als sogenannte **Beobachtungsstudien** durchgeführt, und zwar entweder prospektiv (die Daten entstehen erst, nachdem die Studie begonnen hat) oder retrospektiv (in der Studie werden bereits vorliegende, alte Daten ausgewertet). Beispiel: Ist Rauchen ein Risikofaktor für Lungenkrebs? Man beobachtet Raucher und Nichtraucher und wertet nach einigen Jahren aus, wie viele von ihnen Lungenkrebs bekommen haben. Die Schwierigkeit dabei ist, dass sich die beiden Gruppen (Raucher und Nichtraucher) natürlich auch noch in anderen Punkten unterscheiden können, die Raucher zum Beispiel mehr Bier trinken und Nichtraucher insgesamt gesünder leben etc. Mit solchen Studien kann man gute Hinweise finden, welche Substanzen oder Aktivitäten mit einer Erkrankung assoziiert sind. Zwischen Ursache und Wirkung lässt sich jedoch nicht immer unterscheiden.

Eine Studienart, die ich häufig zitiere, sind die **Meta-Analysen**. Meta-Analysen sind im Normalfall retrospektiv. Der Forscher fasst die Einzelergebnisse mehrerer, teilweise vieler einzelner Studien über ein bestimmtes Thema zu einem Gesamtergebnis zusammen, um eine gemeinsame Aussage bezüglich einer Fragestellung zu finden. Wenn viele solcher Einzelstudien mit zusammen oft Tausenden von Versuchspersonen aus verschiedenen Regionen zum gleichen oder zu ähnlichen Ergebnissen kommen und wenn nachvollziehbar ist, wie dieses Ergebnis zustande kommt, können solche Meta-Analysen wichtige Hinweise und Empfehlungen geben. Natürlich können Meta-Analysen auch nur so gut sein, wie die Studien, auf denen sie basieren.

Nicht berücksichtigt habe ich sogenannte **Fallberichte**. Das sind Beschreibungen von einzelnen oder vielleicht wenigen Fällen, die weder statistisch auswertbar sind noch durch unabhängige Kontrollen verifiziert wurden. Ein bekanntes Beispiel hierfür ist der Fall der amerikanischen Ärztin Dr. Mary Newport, die ihren dementen Gatten mit Kokosöl „behandelt" und die Ergebnisse veröffentlicht hat.[4] Das wurde zwar von den Medien vielfach als neue Alzheimer-Therapie aufgenommen, muss aber erst noch wissenschaftlich verifiziert werden.

Mit solchen Studien hat die Forschung in den letzten Jahren viele verschiedene Puzzlesteine zum Thema „Was schützt unsere geistige Leistungsfähigkeit und was schützt uns vor Alzheimer" zusammengetragen. Natürlich fehlen noch viele Stücke zu diesem Puzzle und manche sind vielleicht auch noch auf dem falschen Platz. Es wird wahrscheinlich noch Jahre dauern, bis wir das Gesamtbild sehen.

Aber heute hat es sich herauskristallisiert, dass wir auf vier Säulen bauen sollten, um unserem Gehirn bzw. unserer geistigen Leistungsfähigkeit auch noch in vielen Jahren einen stabilen Stand zu bieten: gesunde Ernährung, mehr Bewegung, Gehirntraining und ein gesunder Lebensstil. Am besten – auch das zeigt die Forschung an vielen Stellen – fangen Sie noch heute damit an!

II. Die vier Säulen der Vorbeugung

Heute geht die Mehrzahl der Experten davon aus, dass man auf vier Säulen bauen sollte, um gegen Alzheimer-Demenz vorzubeugen bzw. um bis ins hohe Alter geistig fit zu bleiben. Diese vier Säulen sind:

1. **Regelmäßige Bewegung und Sport**
2. **Gehirntraining**
3. **Gesunder Lebensstil**
4. **Gesunde Ernährung**

Zum Teil beeinflussen sich diese vier Faktoren natürlich gegenseitig. So mancher Sport wirkt auch als Gehirntraining. Und jemand, der Sport treibt und sich gesund ernährt, pflegt auch einen gesunden Lebensstil.

Aber zu einem gesunden Lebensstil gehören noch mehr als Bewegung und Ernährung, zum Beispiel der richtige Umgang mit Stress und der Verzicht aufs Rauchen. Letzteres ist selbstverständlich, Ersteres werde ich ansprechen.

Arznei- und Nahrungsergänzungsmittel

Sie wundern sich vielleicht, warum in diesem Buch keine Medikamente und Nahrungsergänzungsmittel erwähnt werden, die häufig im Zusammenhang mit der Verbesserung von Gedächtnis und geistiger Leistungsfähigkeit beworben werden. Es mag sogar Präparate geben, bei denen Studien eine gewisse Wirksamkeit zeigen können – meist allerdings nur eine geringe und auch das nur in bestimmten Teilaspekten.

Dazu zählen zum Beispiel hoch dosierte Ginkgo-Extrakte oder das Nahrungsergänzungsmittel „Souvenaid". Diese Mittel sind für das, was sie tatsächlich bewirken, allerdings unverhältnismäßig teuer – besonders weil sie nur langfristig eingenommen wirken. Da kommen pro Monat schnell dreistellige Beträge zusammen.

Richtig ernähren – Geistig fit bleiben!

Ich persönlich halte prinzipiell nicht viel von solchen Mitteln. Unsere pflanzlichen und tierischen Nahrungsmittel sind extrem komplex und bestehen zum Teil aus Tausenden von Einzelsubstanzen, die miteinander wirken können. Dadurch können Effekte entstehen, die man nicht einfach durch eine Mischung von ein paar wenigen Inhaltsstoffen erhält. Ein zweiter Nachteil von Produkten dieser Art ist ein psychologischer Effekt. Gibt man viel Geld für ein derartiges Mittel aus, denkt man, man habe genug für seine Gesundheit getan, und behält seinen bisherigen ungesunden Lebensstil bei. Das kann nicht funktionieren!

1. Sport und Bewegung

Jeder weiß, dass Sport und Bewegung gesund sind: für das Herz-Kreislauf-System, zum Abnehmen, für die Muskeln, Sehnen und Gelenke und für das Immunsystem. Aber bringt Sport auch dem Gehirn etwas? Lassen sich mit Sport Gedächtnis oder andere kognitive Fähigkeiten verbessern? Und wie viel Sport muss es sein? Welcher Sport hilft, welcher nicht? In den letzten Jahren sind einige interessante Studien erschienen, die Licht auf diese Fragen werfen.

Körperlich fitte Senioren sind im Geiste jünger

Eine Studie der Universität Graz[5] untersuchte fast 900 Erwachsene im durchschnittlichen Alter von 65, und zwar sowohl ihre Herz-Kreislauf-Fitness, wie bestimmte kognitive Fähigkeiten (Erinnerungsvermögen, Planen und Handeln). Wie man herausfand, hatten die Versuchsteilnehmer mit der geringsten körperlichen Fitness auch die schlechtesten kognitiven Werte.

Laut den Forschern entsprachen die Unterschiede einem Altersunterschied von bis zu sieben Jahren. Das heißt, ein 60-jähriger Untrainierter hatte in etwa die kognitive Leistungsfähigkeit eines 67-jährigen Trainierten.

In einer Studie der University of Iowa[6] wurden gesunde Studienteilnehmer mit einem bildgebenden Verfahren, der funktionellen Magnetresonanztomographie (fMRT) untersucht. Mit der fMRT lässt sich die Aktivität einzelner Gehirnregionen sichtbar machen, während die Versuchsperson wach ist und zum Beispiel Aufgaben löst.

Man fand heraus, dass bei den Studienteilnehmern mit höherer sportlicher Fitness die verschiedenen Gehirnregionen besser miteinander verbunden waren und dass auch die Aktivität einzelner Gehirnregionen größer war als bei den Untrainierten. Eine hohe Aktivität war besonders im Frontallappen nachweisbar, der für die Steuerung der Bewegung, aber auch für Persönlichkeit und Sozialverhalten verantwortlich ist.

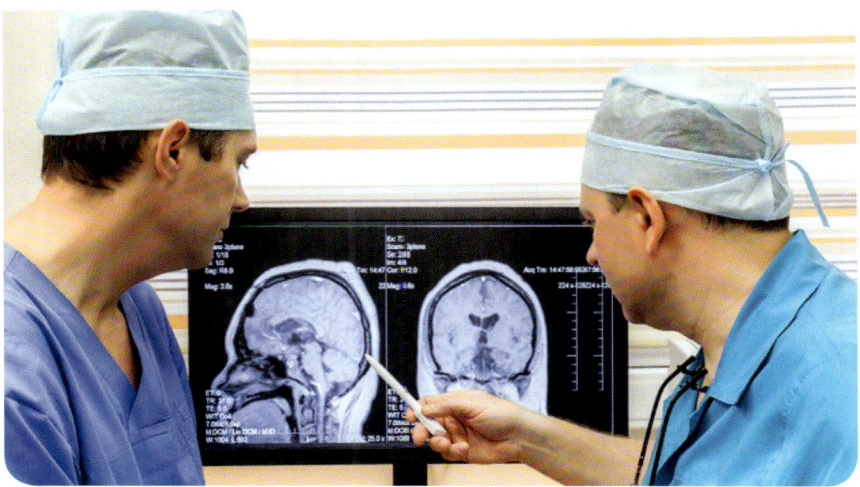

Laut einer kanadischen Studie[7] erhöhen Trainingsübungen auch die Größe des Hippocampus, einer Gehirnregion, die für Lernen und Gedächtnis wichtig ist. Untersucht wurden etwa 90 Frauen mit milden kognitiven Einschränkungen im Alter zwischen 70 und 80 Jahren. Die Frauen trainierten über sechs Monate zweimal wöchentlich ein aerobes Training (bzw. Balance- und Tonus-Training zum Vergleich).

Durch das aerobe Training vergrößerte sich nicht nur der Hippocampus signifikant, es verbesserte sich auch das Gedächtnis der Probandinnen signifikant.

Richtig ernähren – Geistig fit bleiben!

In einer Studie der Boston University School of Medicine[8] wurden ungefähr 1.100 Menschen mit einem durchschnittlichen Alter von etwa 40 Jahren einem Fitnesstest unterzogen und MRT-Aufnahmen vom Gehirn gemacht. 20 Jahre später wurden diese Tests wiederholt und erneut Aufnahmen vom Gehirn der Probanden angefertigt. Ergebnis: Die Probanden, die mit 40 im Fitnesstest schlecht abschnitten, hatten 20 Jahre später – also im Alter von 60 – ein deutlich verringertes Gehirnvolumen im Vergleich zu den besser trainierten. Was genau bedeutet verringertes Gehirnvolumen? Laut den Autoren entspricht das verringerte Volumen weniger Gehirnzellen und einer geringeren Anzahl an Synapsen, also Verbindungen zwischen den Nervenzellen.

Die drei vorherigen Studien haben gezeigt, dass körperliches Training bei älteren Menschen Gedächtnis und andere kognitive Leistungen verbessern kann. Die letzte Studie zeigt sogar, dass körperliches Training im mittleren Alter Auswirkungen bis ins hohe Alter hat.

Anmerkung!

Ich schreibe hier oft „Sport", weil das kurz und prägnant ist. Gemeint ist aber nicht (nur) Sport im eigentlichen Sinn (und auch nicht jeder Sport). Gemeint sind vielmehr körperliche Aktivität und Bewegung, die über das Normalmaß hinausgehen. Also Fernsehen und ab und zu ein Bier holen zählt nicht!

Nach diesen und ungefähr 40 anderen Forschungsarbeiten, die in den letzten Jahren erschienen sind, kann wohl als gesichert gelten, dass Sport – bzw. ganz allgemein Bewegung – auch fürs Gehirn sehr vorteilhaft ist. Und das gilt wohl besonders für das alternde Gehirn. Außerdem ist klar: Wir sollten möglichst früh damit anfangen!

Warum ist Sport gut fürs Gehirn? Durch Sport wächst das Gehirn
Anfangs dachte man, die positiven Effekte fürs Gehirn würden vor allem darauf beruhen, dass durch die körperliche Bewegung die Blutzirkulation angeregt und damit auch die Blutversorgung des Gehirns verbessert wird. Wie man inzwischen weiß,

beruht die positive Wirkung jedoch auf mehreren Mechanismen. Sehen wir uns das genauer an.

Bewegung stimuliert auf jeden Fall die Bildung neuer Blutgefäße im Gehirn. Interessanterweise aber auch die Neuentstehung, das Wachstum und den Erhalt von Nervenzellen. Sport vergrößert – das zeigen bildgebende Verfahren der Hirnuntersuchung – vor allem die sogenannte graue Substanz, in der sich die Zellkörper der Nervenzellen und ihre Verbindungsstellen (Synapsen) befinden. Hier findet die eigentliche Rechenleistung des Gehirns statt. Sehr schön zeigt das eine Studie der Universität Pittsburgh.[9] Die Forscher untersuchten ein Jahr lang 900 Personen über 65 Jahren, die regelmäßig sportlich aktiv waren, und fanden heraus: Je mehr die Probanden trainierten, desto mehr graue Substanz befand sich am Ende in den Gehirnregionen, die für Kognition, Lernen und Gedächtnis zuständig sind.

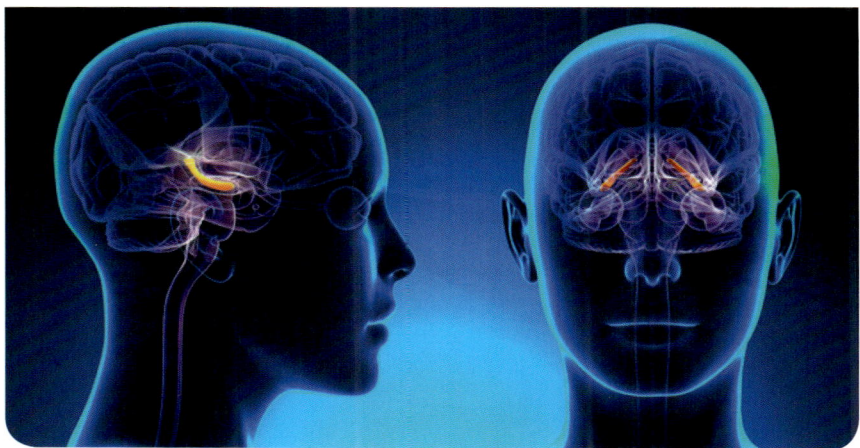

2016 veröffentlichten Wissenschaftler der Colorado State University eine Arbeit,[10] in der sie die Gehirne von Personen im Alter zwischen 60 und 80 Jahren untersuchten. Sie maßen die neuronale Aktivität in bestimmten Gehirnregionen und verglichen sie mit der Mobilität der Senioren. Auch hier fand man, dass die Aktivität der Nervenzellen bei den körperlich aktiven Senioren deutlich höher war als bei den Inaktiven.

Richtig ernähren – Geistig fit bleiben!

Auch hier war das besonders in Gehirnregionen messbar, die für Gedächtnis und Kognition verantwortlich sind, wie dem Hippocampus. Dieser Unterschied zeigte sich auch im Ergebnis der kognitiven Tests. Wie bei den meisten Studien mit älteren Menschen ging es hier nicht um athletischen Sport, sondern um moderate, eher alltägliche Aktivitäten, wie der tägliche Spaziergang oder die regelmäßige Gartenarbeit.

Bei Mäusen konnten niederländische Forscher sogar nachweisen,[11] dass regelmäßige Bewegung über längere Zeit das Wachstum von neuen Nervenzellen anregt. D. h. bei „sportlich" aktiven Mäusen entstanden doppelt so viele neue Nervenzellen wie bei inaktiven Mäusen. Verhaltenstests zeigten auch, dass sich das Langzeitgedächtnis der aktiven Mäuse im Vergleich zu den inaktiven verbesserte. Für das Wachstum neuer Nervenzellen sind vermutlich Faktoren verantwortlich, die Muskeln bei Bewegung ins Blut ausschütten, von wo aus sie ins Gehirn gelangen.

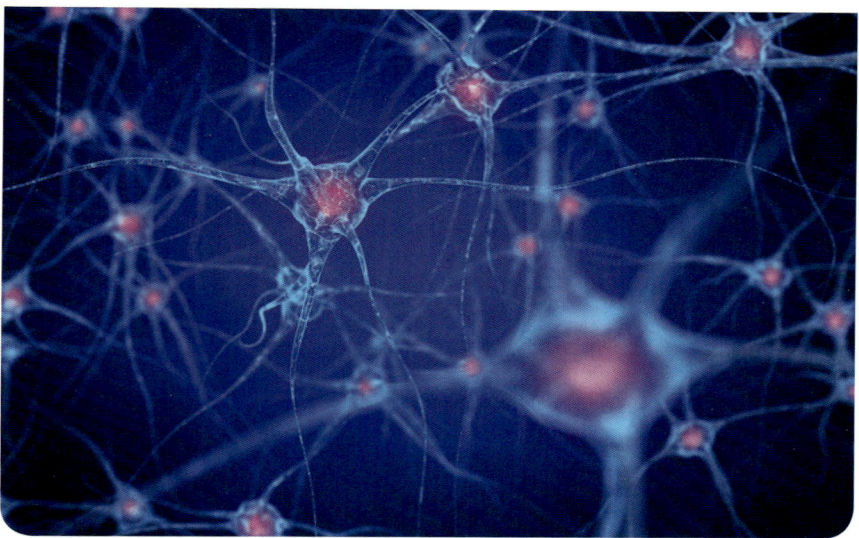

Das jedenfalls ist das Ergebnis einer anderen Studie,[12] die untersuchte, wie Laufen aufs Gehirn wirkt. Ergebnis: Laufen als körperliches Training kann die Produktion eines Proteins anregen, das als brain-derived neurotrophic factor (BDNF) bezeichnet

Dr. Numbergers Geistig Fit Küche Iss Dich unvergesslich!

wird (auf Deutsch etwa: im Gehirn gebildeter Nervenwachstumsfaktor). Dieser BDNF wiederum kann die Bildung neuer Nervenzellen anregen.

Aha! *Wir werden mit einer Ausstattung an Gehirnzellen geboren, aber einige Regionen des Gehirns können auch im späteren Leben noch immer neue Nervenzellen bilden, ein Vorgang, den man als Neurogenese bezeichnet. So produziert zum Beispiel der Hippocampus, eine Gehirnregion, die für das Gedächtnis zuständig ist, auch im Alter noch neue Zellen. Untersuchungen zur Neurogenese lassen sich nur im Tierversuch durchführen, weil man zum Bestimmen neuer Neuronen das Gehirn sezieren muss. Die Ergebnisse dieser Arbeiten dürften aber auf den Menschen übertragbar sein.*

Wenn Laufen die Produktion neuer Nervenzellen im Gehirn anregt, gilt das auch für andere Sportarten? Um diese Frage zu klären, wurden Ratten sieben Wochen lang untersucht. Man ließ die Versuchstiere drei Arten von Übungen durchführen: Ausdauertraining im Laufrad, Gewichtstraining und Intervalltraining hoher Intensität. Eine vierte, inaktive Gruppe diente als Kontrolle.

Nach den sieben Wochen wurde die Zelldichte im Hippocampus der Ratten gemessen. Ergebnis: Die größte Zahl neu gebildeter Neuronen fanden die Forscher bei den Laufrad-Ratten, weniger bei den Ratten mit Intervalltraining und noch weniger bei den „Gewichthebern". Diese Gruppe war in etwa identisch mit der inaktiven Kontrollgruppe. Man sieht also: Für die Neubildung von Nervenzellen ist Sport nicht gleich Sport.

Das Gehirn wird plastischer
Aber nicht nur Denken und Gedächtnis profitieren von mehr Bewegung, das Gehirn wird auch flexibler für Änderungen – die Plastizität des Gehirns steigt. Die Neuroplastizität ist wichtig, denn nur durch sie kann das Gehirn auf sich verändernde Situationen reagieren. Die Plastizität des Gehirns ist in der Jugend am größten, wenn sich das Gehirn entwickeln und Vieles lernen muss, und nimmt vermutlich mit dem Alter

Richtig ernähren – Geistig fit bleiben!

ab. Klar ist, je besser die Plastizität des Gehirns, desto leichter tun wir uns beim Lernen und beim Lösen von Problemen, und umso besser ist die Regenerationsfähigkeit z. B. bei Krankheiten oder nach Verletzungen. Neurowissenschaftler der Universität Pisa[13] konnten am Beispiel der Sehrinde zeigen, dass eine moderate körperliche Aktivität die Neuroplastizität im Gehirn deutlich steigert.

Fassen wir also zusammen. Mehr Bewegung und körperliche Aktivität kann folgende Wirkungen aufs Gehirn haben:

☑

- ☑ **Bildung neuer Blutgefäße und Verbesserung der Durchblutung und damit der Sauerstoff- und Nährstoffversorgung.**

- ☑ **Vergrößerung des Gehirnvolumens, zumindest in bestimmten Bereichen.**

- ☑ **Vergrößerung des Anteils der grauen Substanz, die für die Rechenleistung zuständig ist.**

- ☑ **Die Bildung neuer Nervenzellen (Neurogenese).**

- ☑ **Verbesserung der Zusammenarbeit zwischen einzelnen Gehirnregionen (Konnektivität).**

- ☑ **Verbesserung der Fähigkeit, die Verbindungen zwischen den Nervenzellen zu stärken oder neu auszubilden (Neuroplastizität).**

Wie viel Sport muss sein?

Sie haben gesehen: Die Wissenschaft ist sich sicher, dass Sport bzw. körperliche Bewegung (darunter fallen auch andere körperlich fordernde Tätigkeiten, wie Gartenarbeit) gut für das Gehirn und die kognitive Leistungsfähigkeit ist. Die Frage ist nun, wie viel Sport sollte es sein? Ich muss zugeben, dass die Meinung der Wissenschaftler in dieser Frage nicht einheitlich ist.

Häufig liest man, dass mindestens 2 Stunden und 30 Minuten moderates Training pro Woche empfehlenswert sei. Dieser Wert bezieht sich allerdings im Allgemeinen auf die Effekte für Herz-Kreislauf-Krankheiten und Schlaganfall und viele Mediziner halten den Wert auch für überzogen. Diese Menge Sport sei gar nicht nötig, um einen positiven Nutzen für die Gesundheit zu erzielen, sagen zum Beispiel Wissenschaftler der University of British Columbia in Vancouver nach einer systematischen Literaturanalyse.[14] Schon die Hälfte dürfte ausreichen, um merkbare Effekte für die Gesundheit zu erzielen.

Außerdem stellt sich die Frage, wie der Sport verteilt werden sollte. Ist es besser, alles auf einmal „abzuleisten" oder ist es günstiger, das Training auf mehrere kürzere Einheiten über die Woche zu verteilen? In einer interessanten Studie[15] haben Forscher unterschiedliche Trainingsmuster und ihre Auswirkungen auf verschiedene Erkrankungen untersucht. Die Wissenschaftler analysierten die Daten von insgesamt 63.600 Personen im Alter von 40 aufwärts und teilten die Probanden nach dem Trainingsmuster in vier Gruppen ein:

Gruppe A betrieb ein Training „moderater Intensität" für mindestens 150 Minuten pro Woche oder eines mit „höherer Intensität" von mindestens 75 Minuten Dauer pro Woche, und zwar in einer oder zwei Trainingseinheiten pro Woche.

Gruppe B betrieb dasselbe Training wie Gruppe A, aber in drei oder mehr Trainingseinheiten pro Woche.

Gruppe C betrieb deutlich weniger Sport als die Gruppen A und B, nämlich ein Training moderater Intensität für weniger als 150 Minuten pro Woche oder eines mit höherer Intensität von weniger als 75 Minuten Dauer pro Woche.

Gruppe D betrieb gar keinen Sport.

Die Studie zeigte, dass bei allen drei aktiven Gruppen (A–C) das Sterblichkeitsrisiko um 30 Prozent geringer war als bei der inaktiven Gruppe D, unabhängig davon wie viel und wie häufig die Probanden trainierten. Das galt auch für diejenigen, die nur eine oder zwei Trainingseinheiten pro Woche absolvierten und für Gruppe C, die insgesamt deutlich weniger Sport trieb. Daraus könnte man schließen, dass es – solange man überhaupt Sport treibt – nicht bedeutsam ist, wie viel oder wie oft man es macht. Die Autoren schreiben: „Auch wenn man nur ein- oder zweimal die Woche

Richtig ernähren – Geistig fit bleiben!

moderaten oder intensiven Sport betreibt, ist das ausreichend, um das Sterblichkeitsrisiko durch Herz-Kreislauf-Erkrankungen oder Krebs zu reduzieren."

Ein Nachteil der Studie ist, dass nur die Sterblichkeit berücksichtigt wurde, was natürlich viel einfacher zu messen ist als andere gesundheitlich relevante Parameter – wie die geistige Fitness. Trotzdem kann man die Studie als Beleg dafür nehmen, dass Sport gesund ist, dass es aber nicht so wichtig ist, wie oft und wie intensiv man Sport betreibt, solange man ein gewisses Mindestmaß und eine gewisse Regelmäßigkeit einhält.

Fazit!

Wo genau das Optimum in Bezug auf Dauer und Intensität liegt, kann meines Erachtens nur mit Blick auf den Einzelnen ganz individuell bestimmt werden. Wichtiger ist, dass Ihnen die körperliche Aktivität liegt. Wenn Ihnen die körperliche Aktivität Spaß macht und problemlos auszuführen ist, dann steigt auch die Wahrscheinlichkeit, dass Sie genügend Sport treiben und vor allem motiviert sind, auch langfristig dabeizubleiben. Denn jeder Schritt, den Sie tun, ist ein Schritt in die richtige Richtung: zu mehr geistiger und körperlicher Gesundheit.

Welche Aktivitäten sind am besten?

Nicht nur Sport im herkömmlichen Sinn ist gesund, es gibt viele Möglichkeiten, sich aktiv zu bewegen und so Körper und Geist fit zu halten. Hier stelle ich Ihnen einige ausgewählte Aktivitäten kurz vor, die mir dafür geeignet erscheinen. Die Liste ist natürlich bei Weitem nicht vollständig, es gibt noch viele weitere Aktivitäten, die sicher auch gesund sind, wie z. B. das Schwimmen oder Radfahren (auch mit Heimtrainer). Die Liste enthält nur meine Vorschläge, die folgende Kriterien erfüllen:

> Sie wirken erwiesenermaßen positiv auf Körper und Geist.
> Sie sind auch für ältere Menschen geeignet.
> Es besteht kein übermäßiges Verletzungsrisiko.
> Sie sind einfach und mit wenig Aufwand durchzuführen.

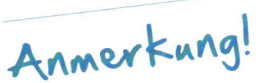

Anmerkung! *Wenn Sie an etwas anderem Spaß haben: Tun Sie es! Denn jeder Schritt ist ein Schritt nach vorn. Sie müssen ihn aber tun und zwar regelmäßig!*

Laufen (Jogging, Walking, Wandern)

Laufen können Sie auf vielfältige Weise: Sie können einen Marathon laufen, Sie können durch den Wald joggen, Sie können zügig walken oder flott wandern oder spazieren gehen. Ich denke, dass jedes davon einen positiven Effekt aufs Gehirn hat und alles ist auf jeden Fall besser, als auf dem Sofa sitzen zu bleiben. Beachten Sie jedoch Folgendes:

> **Überfordern Sie sich nicht, bleiben Sie aerob!**
> Laufen ist nur in der richtigen Dosierung gesund. Schinden Sie sich nicht und jagen Sie Ihren Puls nicht zu hoch, sonst bewirken Sie genau das Gegenteil. Wenn der Körper kurzfristig eine hohe Leistung vollbringen muss, greift er auf den sogenannten anaeroben (an-aerob = ohne Luft) Stoffwechsel zurück. Wenn Sie außer Atem geraten, ist das ein deutlicher Hinweis. Beim Laufen sollten Sie daher das Tempo so wählen, dass Sie sich noch gut mit jemand anderem unterhalten können.

> **Unterfordern Sie sich nicht!**
> Bei zu wenig Anstrengung wird allerdings auch keine Wirkung eintreten. Als Faustregel gilt: Je langsamer Sie laufen, umso länger sollten Sie laufen. Außerdem sollten Sie sich schon so bewegen, dass Ihr Puls etwas ansteigt. Im Schnitt schlägt das Herz eines untrainierten Erwachsenen rund 70 Mal in der Minute.

> Bei steigender Belastung erhöht sich auch die Anzahl der Herzschläge. Die für das Training optimale Herzfrequenz hängt von Ihrem Alter und Ihrem Ruhepuls ab. Es gibt Herzfrequenz-Tests[16], mit denen Sie Ihren optimalen Trainingspuls berechnen können. Dies ist allerdings auch nur ein Durchschnittswert, am besten lassen Sie sich von einem Arzt oder Physiotherapeuten beraten.

Yoga, Qigong und Tai-Chi

Diese fernöstlichen Kombinationen aus Meditation und Bewegung haben vielfältige positive Wirkungen auf Körper und Geist. Das haben zahlreiche Studien belegt.

Was Tai-Chi, Qigong und Yoga so besonders macht: Jeder kann ohne großen Aufwand, sofort und ohne Vorkenntnisse einsteigen. Es sei denn, gravierende gesundheitliche Probleme sprechen dagegen.

> **Yoga**
> ist eine Mischung aus Meditation und Bewegung und stammt aus Indien. Yoga macht nicht nur beweglicher, sondern soll das Gehirn sogar fitter halten als Gedächtnistraining.[17]

> **Qigong**
> ist eine Säule der traditionellen chinesischen Medizin. Mit geschmeidigen Bewegungen werden Muskelverspannungen gelöst. Der Übende wird ruhiger, beweglicher und gelassener. Die Schlafqualität wird verbessert.

> **Tai-Chi**
> kommt aus China und ist eine Art Schattenboxen. Man übt Aktions- und Reaktionsbilder mit langsamen, fließenden Bewegungen. Tai-Chi beruhigt, entspannt und stärkt die Konzentration. In einer amerikanischen Studie[18] konnten signifikante Verbesserungen in Gedächtnis und Kognition nachgewiesen werden.

Tischtennis

Tischtennis ist ein Sport mit geringem Verletzungsrisiko, den Sie ohne besondere Voraussetzungen ausüben können. Sie brauchen nicht mehr als einen Schläger, einen Ball, eine Tischtennisplatte und einen Mitspieler.

Tischtennis ist für junge wie für ältere Menschen geeignet und trainiert Muskeln, Reaktionsvermögen und geistige Leistungsfähigkeit.

Jonglieren

Jonglieren ist eine Bewegungskunst, bei der nicht nur die Muskeln, sondern fast alle Sinne beteiligt sind. Beim Jonglieren muss das Gehirn Denken, Handeln und Fühlen gleichzeitig verarbeiten, deswegen hat es so enorme Wirkung. Wissenschaftliche Studien[19] bestätigen, dass Jonglieren u. a. die Zusammenarbeit der beiden Gehirnhälften belebt und aktiviert. Außerdem soll durch die Kombination von Bewegung und gleichzeitiger kognitiver Aktivität beim Werfen und Fangen der Bälle die Anzahl der Verknüpfungen zwischen den Nervenzellen erhöht werden. Im Handel gibt es Bücher und DVDs mit Jonglier-Anleitungen.

Achtung! *Für weniger geeignet halte ich: Fußball, Handball, Basketball, Tennis, Squash, Widerstands- und Gewichttraining. Das liegt einerseits an der erheblichen Verletzungsgefahr vor allem bei den Mannschaftssportarten wie Fußball und Handball. Andererseits liegt das aber auch an den auftretenden Spitzenbelastungen (plötzliche Sprints und abruptes Abbremsen), was besonders die Gelenke sehr belastet. Widerstands- und Gewichttraining hingegen sind zwar nicht ungesund, brachten laut Studien jedoch keinen Effekt bezüglich der kognitiven Fähigkeiten im Vergleich zu Ausdauersportarten.*

Alltägliche Aktivitäten

Am meisten unterschätzt und oft vergessen – aber dennoch sehr wichtig – sind all die Tätigkeiten, die Sie ganz einfach in Ihren Alltag integrieren können. Hierzu gehört, neben der oft erwähnten Gartenarbeit, jede Bewegung, die Sie zusätzlich und bewusst außerhalb der Reihe tun:

› Nehmen Sie die Treppen, nicht den Aufzug!
› Laufen Sie oder fahren Sie Rad, anstatt das Auto zu nehmen!
› Steigen Sie in öffentlichen Verkehrsmitteln eine Station früher aus und laufen Sie den Rest!
› Gehen Sie etwas schneller, statt herumzuschlendern!
› Arbeiten Sie mit der Hand, anstatt elektrische Geräte zu benutzen!

Es gibt unzählige Möglichkeiten, werden Sie kreativ!

2. Geistige Fitness

Beginnen wir mit einem bekannten und immer wieder zitierten Vergleich, der besagt, wir müssten unser Gehirn regelmäßig trainieren, denn wie ein untrainierter Muskel, so würde auch unser Gehirn ohne Training verkümmern – ganz nach der Devise: „Wer rastet, der rostet." Und deswegen gibt es unzählige Kreuzworträtsel, Sudokus und Gehirnjogging-Programme für den Computer. Sie alle versprechen uns ein besseres Gedächtnis, mehr Konzentration, mehr Intelligenz und auf jeden Fall eine positive Wirkung auf unsere geistige Leistungsfähigkeit. Aber stimmt das auch? Helfen solche Programme wirklich?

Gehirntraining – widersprüchliche Ergebnisse

Sieht man sich die wissenschaftlichen Studien zu diesem Thema an, ist die Sachlage nicht mehr so eindeutig: Ich habe keine ernst zu nehmende wissenschaftliche Studie gefunden, die belegt, dass beispielsweise Kreuzworträtsel, Sudokus oder Übungen der Art „Klicken Sie jedes blaue Dreieck an" irgendwelche positiven Auswirkungen auf die Funktionsfähigkeit des Gehirns im Allgemeinen haben oder gar der Entstehung von Demenz entgegenwirken können.

Studie an über 2.800 Senioren bringt Erstaunliches

Auf der anderen Seite gibt es jedoch eine umfangreiche Studie von George Rebok Professor an der Johns-Hopkins-Universität[20] in Baltimore mit mehr als 2.800 gesunden Männern und Frauen über 65 Jahren. Die Probanden nahmen an einem fünfwöchigen Kurs mit zwei Stunden Training pro Woche teil, der von einem professionellen Trainer geleitet wurde und entweder das Gedächtnis, die Problemlösungsfähigkeit oder die Auffassungsschnelligkeit trainierte (außerdem gab es eine Kontrollgruppe ohne Training). Das Ergebnis: Nach dem Kurs zeigten 87 Prozent der Teilnehmer in der Gruppe „Auffassungsschnelligkeit" verbesserte kognitive Fähigkeiten, ebenso 74 Prozent in der Gruppe „Problemlösungsfähigkeit" und 26 Prozent in der Gruppe für „Gedächtnisschulung". Diese deutlich geschärften Fähigkeiten bei der geistigen Wahrnehmung und der Problemlösung blieben erstaunlicherweise noch zehn Jahre nach dem Training erhalten, nur der Gedächtniseffekt lies nach.

Anmerkung!

Die Frage ist, ob wir beim Gehirntraining sogenannte Transfer-Effekte sehen können. Ob also ein Gehirnjogging-Programm Wirkungen im Gehirn zeigt, die über die Übung selbst hinausgehen. Wir sollten durch eine Übung nicht nur in dieser speziellen Übung besser werden, denn das schafft man mit jeder Übung. Vielmehr sollten wir durch eine Übung auch im Alltag allgemein Verbesserungen sehen, beispielsweise indem wir uns Dinge besser merken können, Zusammenhänge schneller begreifen, Probleme leichter lösen usw.

Dr. Jerri Edwards von der University of South Florida hat viele Studien zum Gehirnjogging untersucht[21] und erklärt die unterschiedlichen Ergebnisse folgendermaßen: „Die meisten Leute machen den Fehler zu denken, Gehirntraining sei Gehirntraining. Man darf aber bei einer Analyse nicht alle Gehirntrainings über einen Kamm scheren. Das ist der falsche Ansatz, der zwangsläufig zu falschen Ergebnissen führt."

Der Unterschied liegt vermutlich in der Art der Aufgaben. Kreuzworträtsel, Sudoku und viele Gehirnjogging-Aufgaben „zielen lediglich auf sehr begrenzte kognitive Fähigkeiten, aber das wirkt sich nicht auf das Denken im Allgemeinen, auf Problemlösung oder Planung aus, also auf all die komplexen Fähigkeiten, auf die es in der Realität wirklich ankommt", erklärt Dr. Sandra Bond Chapman, Direktorin des Center for Brain Health an der University of Texas.[22] Oder anders formuliert: Gehirnjogging verbessert meist nur das Gehirnjogging. Es schadet zwar nicht und macht vielleicht sogar Spaß, aber es nutzt im alltäglichen Leben nicht wirklich etwas. Das scheint aber anders zu sein bei wissenschaftlich fundierten und begleiteten Übungen, wie ich sie oben beschrieben habe. Hier könnte durchaus ein Effekt vorhanden sein, wie die folgende Studie zeigt.

Gehirntraining ja – aber nur das richtige!

Edwards und ihre Kollegen von der University of Florida haben sich auf eine Gehirnjogging-Methode konzentriert, die als „Speed Processing" (deutsch etwa „schnelle Verarbeitung")[23] bezeichnet wird. Sie ist darauf ausgelegt, die Geschwindigkeit und

Richtig ernähren – Geistig fit bleiben!

Genauigkeit der mentalen Verarbeitung zu verbessern. Die Wissenschaftler sind dabei zu erstaunlichen Ergebnissen gelangt: Bereits elf Trainingseinheiten der Speed-Processing-Methode reichen aus, um das Risiko älterer Menschen innerhalb der nächsten zehn Jahre an Alzheimer zu erkranken, um fast die Hälfte zu senken, so die Autoren.

Das Speed-of-processing-Training wurde ursprünglich in den USA für ältere Leute entwickelt, die ihre Fahrerlaubnis nicht verlieren wollten. Die Übungen sehen im Einzelnen folgendermaßen aus: Die Versuchsperson muss ein Objekt, zum Beispiel ein Auto, im Zentrum eines Bildschirms identifizieren und gleichzeitig ein anderes Objekt (zum Beispiel ein anderes Fahrzeug) am Rand des Gesichtsfeldes lokalisieren. Mit zunehmender Übung konnten die Probanden das periphere Objekt immer schneller lokalisieren. Und das, obwohl mit steigendem Schwierigkeitsgrad die Objekte immer schwieriger zu unterscheiden waren und das periphere Ziel von einer immer größeren Zahl von störenden Objekten umgeben war.

Nach dem Training stellten die Wissenschaftler bei den Testpersonen Verbesserungen in verschiedenen Kategorien fest. Die Probanden hatten eine bessere Aufmerksamkeit, weniger depressive Symptome und zeigten auch Verbesserungen bei Alltagsaktivitäten, wie der Reaktionsgeschwindigkeit zum Beispiel beim Autofahren. Allerdings kann auch dieses Training nicht automatisch das Gedächtnis oder andere Hirnfunktionen verbessern. Edwards schließt daraus, dass einige Arten von Gehirntrainings funktionieren, andere nicht.

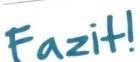

- Verlassen Sie sich nur auf Gehirntrainings, deren Wirksamkeit durch verlässliche Studien belegt ist.
- Informieren Sie sich, welche kognitiven Bereiche das jeweilige Gehirntraining anspricht.
- Trainieren Sie notfalls mit mehreren unterschiedlichen Trainingsmethoden, die auf Ihren individuellen Bedarf angepasst sind.

Geistige Aktivität hilft dem Gehirn

Das heißt nicht, dass Sie die Kreuzworträtsel oder Sudokus in Ihrer Zeitschrift in Zukunft links liegen lassen sollten. Wer aus Spaß am Rätseln rätselt oder Sudokus löst, der soll das auch weiter tun, schaden wird es sicher nicht. Trotzdem sollte Ihnen klar sein: Allein damit werden Sie Ihr Ziel nicht erreichen, auch noch im Alter geistig fit zu bleiben.

Unser Gehirn ist am aktivsten, wenn wir geistig aktiv sind. Wenn wir es mit etwas Neuem herausfordern – etwas lernen: eine Sprache, ein Musikinstrument oder einen Bewegungsablauf (Tanzen, Yoga, Tai-Chi, Jonglieren).

Und besonders, wenn wir uns mit anderen Menschen austauschen. Ab und zu mit den Enkeln spielen, ist besser als jedes Kreuzworträtsel und ein Gesellschaftsspiel mit Freunden schlägt jede Gehirnjogging-Übung am Computer.

3. Gesunder Lebensstil

Unser Lebensstil kann einen immensen Einfluss darauf haben, wie geistig fit wir im Alter sind, und sogar darauf, wie hoch unser Alzheimer-Risiko ist. Das zeigen immer mehr wissenschaftliche Arbeiten. Die meisten dieser Lebensstil-Faktoren haben Sie selbst in der Hand. Wenn Sie zumindest einen Teil davon in Ihrem Leben dauerhaft verbessern, können Sie Ihre geistige Fitness langfristig erhalten. Um welche Lebensstil-Faktoren geht es?

Um diese Frage zu klären, haben Wissenschaftler der University of California über 300 Studien ausgewertet, in denen über 5.000 Patienten und 93 mögliche Risikofaktoren für Alzheimer untersucht wurden.[24] Die Forscher wollten wissen, welche dieser Faktoren für die Entwicklung einer Alzheimer-Erkrankung relevant sind.

Aus den 93 Faktoren konnten sie schließlich neun Faktoren identifizieren: fünf Negative, die die Alzheimer-Erkrankung begünstigen und vier Positive, die das Risiko für eine Alzheimer-Erkrankung in irgendeiner Form vermindern.

Richtig ernähren – Geistig fit bleiben!

Faktoren, die das Alzheimer-Risiko erhöhen

- ↑ **Übergewicht**
- ↑ **Bluthochdruck**
- ↑ **Arteriosklerose**
- ↑ **Entzündungen, wie Arthritis**
- ↑ **zu hoher Cholesterinspiegel**

Faktoren, die das Alzheimer-Risiko senken

- ↓ **Kaffee**
- ↓ **leichter bis moderater Alkoholgenuss**
- ↓ **die Vitamine C und E**
- ↓ **Folsäure (Vitamin B9)**

Die Studie zeigt also einige Hauptfaktoren auf, mit denen Sie Ihr Alzheimer-Risiko beeinflussen können. Das bedeutet natürlich nicht, dass Sie jetzt nur noch Kaffee oder Alkohol trinken oder blutdrucksenkende Mittel nehmen sollten, um sich vor Alzheimer zu schützen.

Es ist aber auf jeden Fall wichtig, die beeinflussbaren negativen Faktoren, wie zu hohes Körpergewicht, einen zu hohen Cholesterinspiegel oder zu hohen Blutdruck zu vermeiden und Krankheiten wie Arthritis und Arteriosklerose behandeln zu lassen. Wenn Sie dann noch meine Ernährungs- und Trainingstipps befolgen, könnten Sie langfristig die Wahrscheinlichkeit an Alzheimer zu erkranken deutlich senken und lange geistig fit bleiben.

Übergewicht und Alzheimer

Dass Übergewicht – egal in welchem Alter – negative Auswirkungen auf unsere Gesundheit hat, wissen wir schon lange. Wissenschaftler des Centre for Mental Health

Richtig ernähren – Geistig fit bleiben!

Research Medical School in Canberra, Australien, fanden in einer Meta-Studie[25] heraus, dass Menschen mittleren Alters, die stark unter- oder übergewichtig sind, auch ein erhöhtes Alzheimer-Risiko haben.

Als Beispiel möchte ich eine Studie anführen, in der insgesamt über 1.400 Personen, die über 14 Jahre lang untersucht wurden. Man machte mit ihnen regelmäßig kognitive Tests, maß ihr Körpergewicht und ihren Gesundheitszustand. Von diesen Probanden erkrankten während der Untersuchungszeit 142 an Alzheimer.

Als die Forscher den BMI dieser Personen untersuchten, stellten sie fest, dass die Alzheimer-Erkrankung umso früher einsetzte, je mehr der BMI im mittleren Lebensalter über 25 lag. Mit jedem BMI-Punkt über 25 setzte die Alzheimer-Erkrankung also um 6,5 Monate früher ein als bei Normalgewichtigen. Das bedeutet, ein Mensch, der im Alter von 50 einen BMI von 30 hatte, entwickelte ein Jahr früher eine Alzheimer-Demenz als jemand, der im mittleren Alter einen BMI von 28 hatte.

Das sollte Ihnen zu denken geben! Jedoch kann man wiederum aus diesen Ergebnissen nicht schließen, dass Schlankheit bzw. ein BMI-Wert im Normalbereich das Alzheimer-Risiko senken kann.

Aha! *Der Body Maß Index (BMI) ist eine Zahl zur Bewertung des Körpergewichts eines Menschen im Verhältnis zu seiner Größe. Zur Berechnung des BMI teilt man das Gewicht (in kg) durch das Quadrat der Körpergröße (in m).*

Gewicht in kg/(Körpergröße in m)²

Der BMI ist lediglich ein grober Richtwert, denn er berücksichtigt weder Statur noch Geschlecht und vor allem nicht die Zusammensetzung der Körpermasse aus Fett und Muskelgewebe. Unter: www.bmi-rechner.biz finden Sie einen BMI-Rechner, der Alter und Geschlecht berücksichtigt.

Grobe Einteilung:
< 18 Untergewicht
18 – 24 Normalgewicht
25 – 30 Übergewicht
> 30 Fettleibigkeit

Richtig ernähren – Geistig fit bleiben!

Bluthochdruck schädigt das Gehirn

Millionen von Menschen leiden in Deutschland unter Bluthochdruck und neben dem Herzen ist das Gehirn der Hauptleidtragende davon. Abgesehen vom Alter ist Bluthochdruck der wichtigste Risikofaktor für Gefäßschäden im Gehirn, die zu Schlaganfall und Demenz führen können. Wie eine Studie des Alzheimer's Disease Center der University of California [26] zeigt, kann zu hoher Blutdruck im mittleren Lebensalter zwischen 40 und 64 in späteren Jahren zu kognitiven Beeinträchtigungen führen. Außerdem ist Bluthochdruck ein Risikofaktor für die Entstehung der Alzheimer-Erkrankung im hohen Alter.

Die Arbeit kommt zu dem Schluss, dass bereits leicht erhöhte Blutdruckwerte im mittleren Alter unbemerkt dem Gehirn schaden und das Risiko steigern können, später im Leben unter kognitiven Problemen wie Lern- und Erinnerungsschwächen zu leiden. Außer dieser Arbeit gibt es noch zahlreiche Hinweise dafür, dass chronischer Bluthochdruck im mittleren Alter mit einer verschlechterten kognitiven Funktion sowohl sofort wie im späteren Leben (ab 65) einhergeht. Betroffen davon sind kognitive Fähigkeiten wie Gedächtnis, Verarbeitungsgeschwindigkeit und exekutive Funktionen, also die Fähigkeit, seine Gedanken zu organisieren, Zeit einzuteilen, Entscheidungen zu fällen usw.

Die kalifornischen Wissenschaftler verglichen auch die Blutdruckwerte und die Gehirnscans von 579 Personen im Alter zwischen 19 und 63 Jahren. Die Auswertung ergab: Das Gehirn der Teilnehmer mit einem erhöhten systolischen Blutdruck zeigte im Vergleich zu Teilnehmern mit normalem Blutdruck Anzeichen für eine frühe Alterung. In manchen Hirnregionen war die Struktur der weißen Substanz beschädigt (dort liegen die Leitungsbahnen des Gehirns).

Aber auch auf das Volumen der grauen Hirnmasse (dort liegen die Nervenzellen und Synapsen) hatte der hohe Blutdruck offenbar negative Auswirkungen. Laut den Ergebnissen sieht das Gehirn eines 40-Jährigen mit leicht erhöhtem Blutdruck (140/90 mmHg) 7,2 Jahre älter aus als das eines Gleichaltrigen mit normalem Blutdruck.

Dr. Numbergers Geistig Fit Küche   Iss Dich unvergesslich!

Richtig ernähren – Geistig fit bleiben!

Seit Langem weiß man auch, dass ein zu hoher Blutdruck Arteriosklerose (die Verhärtung oder Verkalkung von Arterien) und andere Schäden im Blutgefäßsystem verursachen kann. Im Gehirn führt das letztendlich immer zu einer Verminderung des Blutflusses zu den Nervenzellen und damit zu einer mehr oder weniger starken Störung ihrer Funktion.

Die Schlussfolgerung ist klar: Schon Menschen im mittleren Alter können beeinflussen, wie gesund ihr Gehirn im Alter sein wird, wenn sie sich um ihren Blutdruck kümmern – obwohl die meisten denken, sie müssten sich eigentlich noch keine Gedanken darüber machen. Dies gilt vor allem vor dem Hintergrund, dass die Hirnveränderungen schon Jahrzehnte vor den ersten Anzeichen einer Demenz auftreten können.

Alzheimer durch Stress?

Stress (und das damit verbundene Burn-out) ist heutzutage ein weitverbreitetes Phänomen. Jeder von uns macht in seinem Leben Phasen von Stress durch. Stress ist also etwas ganz Normales und die Fähigkeit zum Stressmanagement muss jeder im Laufe seines Lebens erlernen. Wie viele klinische Studien[27] zeigen, sind jedoch länger dauernde Perioden von Stress sehr schädlich für die Gesundheit. Anhaltender Stress kann etliche gesundheitliche Probleme, ja sogar ernsthafte Erkrankungen hervorrufen – und auch das Alzheimer-Risiko erhöhen.

Zu den Krankheiten, die erwiesenermaßen durch Stress entweder verschlimmert oder beschleunigt werden können, gehören:
> Herz-Kreislauf-Erkrankungen
> Diabetes
> Multiple Sklerose und
> Krebserkrankungen

Bei diesen Erkrankungen konnte gezeigt werden, dass der Umgang mit Stress und die Persönlichkeit des Patienten wichtige Faktoren für den Krankheitsverlauf sind. Die Datenlage bei Alzheimer ist leider nicht so umfangreich.

Richtig ernähren – Geistig fit bleiben!

Verantwortlich für die negativen Effekte, mit denen das Gehirn auf Stress reagiert, sind die beiden Stresshormone Cortisol und Noradrenalin. Cortisol schüttet die Nebennierenrinde in Stresssituationen aus, Noradrenalin kommt aus dem Nebennierenmark und bestimmten Zellen der Amygdala, dem Angstzentrum des Gehirns. Beide Hormone sind wichtig in Stresssituationen: Sie erhöhen z. B. Herzfrequenz und Blutdruck und bereiten den Körper auf Kampf- oder Fluchtverhalten vor. Eine sinnvolle Einrichtung, als wir noch von Höhlenbären und Mammuts bedroht wurden. Doch in der heutigen Zeit, wo wir überwiegend im Büro sitzen und diese Hormone nicht mehr durch starke körperliche Aktivität abbauen können, wird das zum Problem – ganz besonders bei anhaltendem Stress.

Bleibende Schäden durch Dauerstress
Andauernder Stress – und damit ein längerfristiger Einfluss der Stresshormone Cortisol und Noradrenalin – kann Nervenzellen im Gehirn irreparabel schädigen. Das betrifft vor allem die Zellen im Hippocampus. Das ist der Teil des Gehirns, der für Lernen und Gedächtnis von zentraler Bedeutung ist.

Wie verschiedene Studien zeigten, reagiert der Hippocampus extrem sensitiv auf erhöhte Cortisolspiegel und wird geschädigt. Eine Degeneration dieses Hirnbereichs führt über einen Rückkopplungsmechanismus fatalerweise zu einer weiteren Erhöhung der Cortisolkonzentration – ein Teufelskreis für Gedächtnis und kognitive Funktionen. Es ist nicht auszuschließen, dass dieser Mechanismus zur Entstehung oder Beschleunigung der Alzheimer-Erkrankung beiträgt.

Auch andere Studien zeigten eine zunehmende Wahrscheinlichkeit an Alzheimer zu erkranken, wenn die Patienten andauerndem Stress in der Mitte ihres Lebens (beispielsweise arbeitsbedingt) oder während der Kindheit ausgesetzt waren. In einigen dieser Studien führten diese außergewöhnlichen Stressbelastungen zu einem fast doppelt so hohen Alzheimer-Risiko.

Achten Sie besonders auf arbeits- oder familienbedingten Stress. Denn Stress in diesen Bereichen tritt besonders häufig auf und ist nur schwer zu vermeiden.

Sie müssen erkennen, was Ihnen Stress verursacht und dort direkt ansetzen. Konsultieren Sie einen Arzt, wenn Ihnen das Mühe bereitet. Sie müssen lernen, aus dem Hamsterrad auszusteigen und sich mehr Zeit für sich selbst zu nehmen. Hilfreich ist es auch, effektive Entspannungstechniken regelmäßig anzuwenden, wie Yoga, Meditation, leichten Sport, Musik hören etc.

Meditation gegen Stress und Alzheimer

Letztes Jahr veröffentlichte der Präsident und medizinische Direktor der Alzheimer's Research and Prevention Foundation Dharma Singh Khalsa eine Übersichtsarbeit mit dem Titel „Stress, Meditation und Alzheimer-Prävention – Wo steht die Forschung" im Journal Alzheimers Disease.[28] Khalsa stellte darin die Frage, wie Lebensstil und Stress als mögliche Faktoren zu Alzheimer beitragen könnten. Außerdem untersuchte er die Wirkung von Meditation auf Kognition und Wohlbefinden und ob Meditation für die Prävention von Alzheimer wirksam sein könnte, indem sie neurodegenerative Prozesse verlangsamt.

Khalsa kommt zu dem Schluss, dass eine Stressreduktionstechnik, wie Meditation, durchaus effektiv sei und im Alltag leicht anzuwenden ist. Er führt auch einige Hinweise an, dass Meditation sich positiv auf die Hirnfunktion auswirkt und eventuell sogar das Alzheimer-Risiko vermindern kann. Bei Letzterem folgen ihm aber nicht alle Fachkollegen: Die positiven Effekte der Meditation auf Körper und Geist seien bekannt, die auf Alzheimer sind bisher allerdings noch nicht gesichert.

4. Ernährung – Eine Diät gegen Demenz

Ständig gibt es neue wissenschaftliche Erkenntnisse mit widersprüchlichen Ernährungsempfehlungen. Einmal heißt es, man solle kein Fett essen, dann soll man keinen Zucker essen, dann sind wieder alle Kohlenhydrate schädlich. Was kann man denn mit guten Gewissen noch essen? Wir wollen das Thema Ernährung und geistige Fitness in zwei Fragen aufteilen:

1. Was ist ungesundes Essen? Und schadet es dem Gehirn?
2. Kann man durch eine bestimmte Ernährung das Gehirn unterstützen?

Richtig ernähren – Geistig fit bleiben!

Die meisten Ernährungswissenschaftler empfehlen eine Ernährung aus Lebensmitteln mit geringer Energiedichte, wie Gemüse, Obst und Salat, reichlich Proteinen aus Fisch, weniger (rotem) Fleisch oder Milchprodukten, aber gesunden Fetten aus Olivenöl, Nüssen oder fetten Fischarten. Günstig soll sich angeblich eine längere Kohlenhydratpause im Tagesverlauf auswirken: Kohlenhydrathaltige Nahrungsmittel sollten vorzugsweise in Form von Vollkornprodukten und am besten nur morgens und mittags oder nur mittags und abends konsumiert werden.

Zum Thema „Schadet ungesundes Essen dem Gehirn?" erschien vor einiger Zeit eine Studie im Journal der amerikanischen Alzheimer-Gesellschaft.[29] Man befragte mehr als 2.200 schwedische Senioren im Alter von 60 Jahren und mehr (die aber nicht an einer Demenz litten) nach ihren Essgewohnheiten. Die Forscher hatten eine Liste aus 98 Speisen und Getränken und wollten wissen, wie oft und wie viel davon die Studienteilnehmer in den letzten zwölf Monaten zu sich genommen haben.

Dann teilten die Wissenschaftler die Befragten nach ihren Ernährungsgewohnheiten in zwei Gruppen ein. Die eine nannten sie „Western-Diät" (die typische westliche Ernährung) die andere „Prudent-Diät" (eine vernünftige, gesunde Ernährung). Es ist wichtig zu wissen, dass der englische Begriff für Diät einer Ernährungs-METHODE gleichgestellt ist. Spreche ich von der „MIND-DIÄT", ist die Ernährung nach der „MIND-METHODE" gemeint.

Alle Teilnehmer wurden kognitiven Tests unterzogen, und zwar (1) am Anfang der Studie, (2) nach drei Jahren und (3) am Ende der Studie nach sechs Jahren. Man fand heraus, dass der geistige Abbau bei den Teilnehmern umso geringer war, je mehr sie sich nach der gesunden Diät nach der MIND-Methode und je weniger sie sich nach der Western-Diät ernährten.

Studienteilnehmer, die sich überwiegend oder fast ausschließlich in „Western-Stil" ernährten, zeigten in der Sechs-Jahres-Periode den deutlichsten geistigen Abfall. Dieser war charakterisiert durch zunehmende Probleme mit dem Gedächtnis, der Sprache und anderen kognitiven Funktionen. „Wie wir mit unserer Arbeit zeigen konnten, ist der kognitive Abfall bei denen, die sich hauptsächlich ungesund ernähren, etwa doppelt so hoch, wie bei denen, die sich überwiegend gesund ernähren", so der Leiter der Studie Dr. Behnaz Shakersain vom Karolinska Institut in Stockholm.

Deuten nun die Begriffe „überwiegend" und „hauptsächlich" darauf hin, dass man die Sache durchaus flexibel betrachten kann und es doch nicht so darauf ankommt, was wir essen? Ja und nein! Zwar müssen wir uns nicht zu 100 Prozent gesund ernähren, ab und zu eine „kleine Sünde" ist durchaus erlaubt. Aber das Gros unserer Ernährung sollten wir unbedingt auf die „MIND-Diät" umstellen, wenn wir unser Gehirn möglichst lange gesund und fit erhalten wollen. Denn auch bei einer ausgeglichenen Ernährung mit gesunden und ungesunden Lebensmitteln beobachten die Forscher einen stärkeren geistigen Abbau als bei überwiegend gesunder Diät.

Fazit!

Sie sollten auf jeden Fall versuchen, sich so gesund wie möglich zu ernähren. Eine Ernährungsumstellung, darauf deutet die neuere Alzheimer-Forschung hin, ist ein ganz entscheidender Teil der Vorbeugung gegen Demenz. Dafür ist es nie zu früh, aber auch nie zu spät.

Western-Diät
Rotes Fleisch, Fertignahrung, Nahrungsmittel reich an gesättigten und Transfetten, Weißmehl, Zucker, Bier und stärkere Alkoholika

MIND-Diät (nach der MIND-Methode)
Gemüse, Früchte, Cerealien, Pflanzenöle, Hülsenfrüchte, Vollkornmehl, Reis und Nudeln, Fisch, Magermilchprodukte, Geflügel und zum Trinken Wasser.

Wie bereits erwähnt, wird die oben untersuchte, gehirngesunde Ernährungsform heute allgemein als „MIND-Diät" bezeichnet. Sehen wir uns das im Folgenden noch etwas genauer an:

Richtig ernähren – Geistig fit bleiben!

Die MIND-Diät-Methode

Die Ernährung nach der MIND-Methode (kurz: MIND-Diät) vereint mehrere Elemente der beiden bekannten Ernährungspläne, die ursprünglich in Zusammenhang mit der Verbesserung der Herzgesundheit erforscht wurden: die Mittelmeer-Diät und die DASH-Diät (Dietary Approach to Systolic Hypertension = ernährungsbezogene Ansätze bei systolischem Bluthochdruck). Aus beiden Ansätzen haben Wissenschaftler des Rush University Medical Centers in Chicago eine neue Diät entwickelt und mit dem passenden Namen MIND-Diät (vom englischen Wort „mind" für Geist abgeleitet) versehen.[30] MIND ist die Abkürzung von „Mediterranean-DASH diet Intervention for Neurodegenerative Delay", was in etwa „mediterrane DASH-Diät Intervention zur Verzögerung des Nervenabbaus" bedeutet. Die MIND-Ernährung verringert deutlich wirksamer das Risiko an Alzheimer zu erkranken als die beiden Herz-Diäten, und zwar um bis zu 53 Prozent. Die MIND-Diät besteht aus 15 Komponenten: zehn gehirngesunden Nahrungsmitteln und fünf, die man meiden sollte.

Ist die Diät schwierig?

Schwierigkeiten sehe ich bei dieser Diät kaum. Die MIND-Diät erlaubt einen abwechslungsreichen Speiseplan. Ernährungsphysiologische Probleme sind daher kaum zu erwarten. Auch lässt sich die MIND-Diät relativ leicht einhalten, denn kaum ein Lebensmittel ist ganz verboten. Außerdem konnten die Forscher auch dann noch einen positiven Effekt nachweisen, wenn die Studienteilnehmer sich hin und wieder nicht ganz genau an den Ernährungsplan hielten. Selbst eine „minimale Einhaltung" der MIND-Diät reduziert messbar das Risiko an Alzheimer zu erkranken, und je länger man durchhält, desto größer sind die Vorteile. „Menschen, die diese Diät konsequent über Jahre befolgen, erhalten der besten Schutz", sagte die Studienleiterin Martha Clare Morris.

Die MIND-Diät wurde in einer groß angelegten wissenschaftlichen Studie entwickelt und im September 2015 veröffentlicht.[31] Bis auf diese Originalarbeiten existieren bis jetzt aber noch keine weiteren Arbeiten zur Wirksamkeit und zu eventuellen Problemen. Die Autoren geben an, dass sich das Alzheimer-Risiko um bis zu 53 Prozent verringern lässt, wenn der Diät streng gefolgt wird. Aber selbst die

Richtig ernähren – Geistig fit bleiben!

Versuchspersonen, die die Diätvorschriften nicht strikt einhielten, zeigten immer noch ein um 35 Prozent verringertes Risiko für Alzheimer.

Fazit! *Meiner Meinung nach ist die Ernährung nach der MIND-Methode[32] einfach und weniger aufwendig anzuwenden als andere Diäten. Persönlich würde ich daher zur MIND-Diät tendieren, denn eine einfache Anwendung erhöht immer die Wahrscheinlichkeit, dass man ein Vorhaben auch langfristig durchhält. Ein weiterer Pluspunkt der MIND-Diät ist ihre Fehlertoleranz. Wie Sie gelesen haben, zeigt sie auch Wirkungen, wenn man die Regeln nicht immer ganz strikt befolgt. Was empfehlen nun die Autoren der MIND-Diät?*

Das sollten Sie essen

> **Grünes und anderes Gemüse:** Die MIND-Diät empfiehlt, Spinat, Brokkoli, Grünkohl, Weißkohl und anderes grünes Gemüse häufig zu verzehren. Sechs oder mehr Portionen pro Woche sind optimal, zwei sollten es aber mindestens sein. Natürlich sind auch andere Arten von Gemüse gesund. Laut der Studie zur MIND-Diät soll aber gerade das Grüngemüse zur Verringerung des Alzheimer-Risikos beitragen.

> **Nüsse:** Die MIND-Diät empfiehlt, mindestens fünfmal pro Woche eine Handvoll Nüsse zu essen. Sie enthalten gesunde Fette und Antioxidantien.

> **Beeren:** Beeren, besonders Blaubeeren, aber auch Erdbeeren haben in mehreren Studien positive Effekte aufs Gehirn gezeigt. Die Forscher empfehlen daher, mindestens zweimal pro Woche Beeren zu essen. Im Winter ist Tiefkühlkost empfehlenswert, Dosenobst hingegen nicht.

> **Bohnen:** Bohnen sind reich an Ballaststoffen und Eiweiß, haben aber wenig Kalorien und Fett. Die Autoren der MIND-Studie empfehlen, mindestens dreimal pro Woche Bohnen zu essen.

Richtig ernähren – Geistig fit bleiben!

> **Vollkornprodukte:** Vollkornprodukte sind ein wichtiger Bestandteil der MIND-Diät. Sie sollten täglich Vollkornprodukte (Brot, Nudeln, Müsli etc.) essen.

> **Fisch:** Laut den Ergebnissen der MIND-Studie empfiehlt es sich, mindestens einmal pro Woche Fisch zu essen, mehr sei nicht nötig, aber auch nicht schädlich.

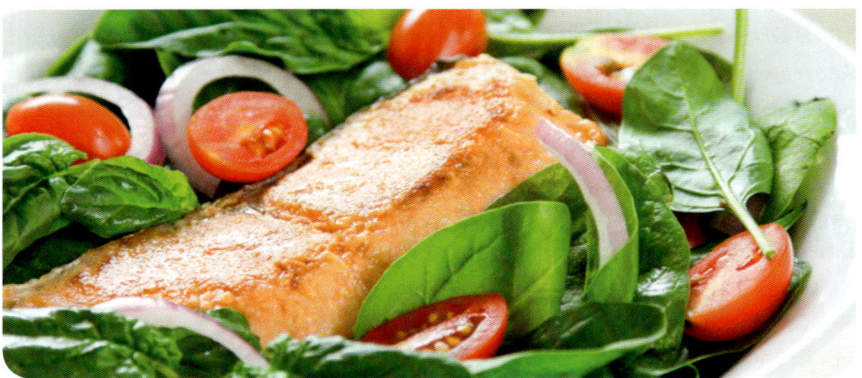

> **Geflügel:** Die Autoren der MIND-Studie empfehlen, für ihre Anti-Alzheimer-Diät mindestens zwei Portionen Geflügel pro Woche zu essen.

> **Olivenöl:** Olivenöl verfügt laut MIND über die besten Eigenschaften und schützt das Gehirn vor dem Verfall der kognitiven Leistung besser als andere Speiseöle und Fette. Es ist daher ein zentraler Bestandteil der MIND-Diät.

> **Wein:** Dem moderaten Genuss von Wein wurden schon in einigen Studien positive Eigenschaften auf die Gesundheit nachgesagt. Auch in der MIND-Diät wird empfohlen, täglich ein Glas Wein zu trinken.

Allerdings sollten Sie auch nicht mehr trinken oder den Wein durch Bier oder andere Alkoholika ersetzen. (Diesen Aspekt muss man wohl noch diskutieren, denn es ist kürzlich eine Studie[33] erschienen, nach der selbst geringe Mengen an Alkohol schädlich fürs Gehirn sind.)

Die MIND-Methode definiert auch fünf negative Lebensmittelgruppen, die Ihrem Gehirn auf Dauer schaden könnten:

Rotes Fleisch: „Rotes Fleisch" ist nach herkömmlicher Definition das (myoglobinreiche und daher rote) Rind-, Kalb-, Schweine-, Schaf- und Lammfleisch, während Geflügel und Kaninchen als „weißes Fleisch" gelten.

Rotes Fleisch ist in der MIND-Diät zwar nicht verboten, man sollte aber den Verbrauch auf maximal vier Portionen pro Woche begrenzen.

Butter und Margarine: Die MIND-Diät beschränkt den Verzehr von Butter oder Margarine auf einen Esslöffel pro Tag; auf keinen Fall mehr. Sie sollten stattdessen lieber das gehirngesunde Olivenöl verwenden.

Käse: Auch wenn Sie zu viel Käse essen, tun Sie gemäß der MIND-Studie Ihrem Gehirn keinen Gefallen.

Deshalb gilt, wenn Sie das Risiko von Alzheimer reduzieren wollen: Essen Sie nicht mehr als einmal pro Woche Käse, sagen die Autoren der MIND-Studie. Käse enthält zwar Kalzium, Vitamin B12 und Zink.

Die meisten Käsesorten haben aber – je nach Fettgehalt – auch viel gesättigte Fettsäuren und damit auch viele Kalorien im Vergleich zum Beispiel zu Gemüse. Ich selbst bin ein Käseliebhaber und verzichte ungern darauf, aber man soll es eben nicht übertreiben.

Kekse und Gebäck: Auch hier empfiehlt die MIND-Diät „nicht mehr als fünf" dieser Leckereien pro Woche.

Fast Food und Frittiertes: Dass Fast Food und Frittiertes nicht gerade gesund sind, ist allgemein bekannt. In der MIND-Diät wird empfohlen, mit solchen Lebensmitteln nicht mehr als einmal pro Woche zu sündigen.

III. Gehirngesunde Ernährung

Antioxidantien

Unter dem Begriff Antioxidantien fällt eine Vielzahl von ansonsten nicht miteinander verwandten Substanzen, die alle eine bestimmte Eigenschaft haben. Ich werde das hier allgemein besprechen, weil es in späteren Kapiteln bei mehreren Substanzen wichtig ist. Die Verbindung einer Substanz mit Sauerstoff nennt der Chemiker Oxidation. Oxidation ist zum Beispiel die Umwandlung von Eisen in Rost oder das Ranzigwerden von Fett. **Antioxidantien** (Einzahl: Antioxidans oder Antioxidationsmittel) sind nun Substanzen, die andere Substanzen vor Oxidation schützen.

Übt das Antioxidans seine Schutzreaktion im Organismus aus, spricht man auch von einem **Radikalfänger**. Denn Antioxidantien neutralisieren die sogenannten „**freien Radikale**". Freie Radikale sind aggressive (oxidierende) Verbindungen im Körper. Sie werden einerseits bei verschiedenen Stoffwechselvorgängen vom Organismus selbst gebildet. Andererseits entstehen sie aber auch durch äußere Einflüsse wie Zigarettenrauch, Umweltgifte oder UV-Strahlung.

Gibt es zu viele freie Radikale in unserem Körper, bezeichnet man das als „**oxidativen Stress**". Dieser soll Krankheiten, wie Arteriosklerose, Herz-Kreislauf-Erkrankungen, Arthritis oder Krebs, mitverursachen und außerdem die Nervenzellen schädigen und so das Gehirn schneller altern lassen. Normalerweise hat unser Organismus ein Schutzsystem, um die freien Radikale in Schach zu halten. Es besteht aus verschiedenen Antioxidantien, die im Zusammenspiel ein **antioxidatives Netzwerk** bilden. Komponenten dieses Systems sind zum Beispiel die Vitamine B2, C und E und Mineralstoffe, wie Selen oder Zink.

Natürliche Antioxidantien

Viele Antioxidantien kommen in Tieren und Pflanzen natürlich vor. So zum Beispiel das Glutathion, das in fast allen Zellen des Organismus in hoher Konzentration vorhanden ist und zu den wichtigsten Antioxidantien im Körper gehört.

Auch Harnsäure, Melatonin und einige Proteine (wie zum Beispiel Transferrin, Albumin) sollen eine antioxidative Aktivität besitzen. Antioxidativ wirksam sind außerdem bestimmte Enzyme und das Coenzym Ubichinon-10. Auch einige Vitamine haben eine antioxidative Aktivität, wie Ascorbinsäure (Vitamin C), Tocopherol (Vitamin E) und Betacarotin (Provitamin A). Als sekundäre Pflanzenstoffe kommen Antioxidantien wie Carotinoide und verschiedenste Polyphenole, wie zum Beispiel Flavonoide, Anthocyane (rote Beeren), Lycopin (Tomate), Allicin (Knoblauch) usw. in zahlreichen Gemüse- und Obstsorten, Kräutern und Samen vor.

Fazit! *Antioxidantien können schützende und gesundheitsfördernde Wirkungen haben. Obst und Gemüse bieten ein breites Spektrum solcher antioxidativ wirksamer Pflanzenstoffe. Viele dieser Stoffe befinden sich in oder direkt unter der Schale – also, wenn möglich, die Schale mitessen.*

Aber: Es ist nicht bewiesen, dass isolierte, synthetische Antioxidantien in Form von Nahrungsergänzungsmitteln genauso wirksam sind. Antioxidative Stoffe in isolierter Form können bei zu hoher Dosierung sogar eine negative Wirkung auf die Gesundheit haben.[34]

Vitamin A

Als Vitamin A bezeichnet man mehrere fettlösliche Stoffe, wie zum Beispiel das Retinol. Es ist unter anderem für Augen, Haut und Schleimhäute wichtig. Außerdem gibt es Vorstufen von Vitamin A (Provitamin A), die der Körper in Vitamin A umwandeln kann, z. B. das Beta-Carotin in Karotten.

Vitamin-A-Effekte auf das Gehirn

Retinolsäure, das aktive Stoffwechselprodukt von Vitamin A, ist eine wichtige Signalsubstanz im Gehirn. Es ist nicht nur wichtig für das Sehen, sondern auch für die Bildung und das Überleben von Nervenzellen und die sogenannte synaptische

Richtig ernähren – Geistig fit bleiben!

Plastizität. Das ist der Vorgang, bei dem neue Verbindungen zwischen den Nervenzellen entstehen, zum Beispiel während des Lernens. Zumindest im Tierversuch gibt es Hinweise darauf, dass Vitamin A für Lernen und Gedächtnis entscheidend notwendig ist.

Auch im Tierversuch fand man, dass ein Vitamin-A-Mangel zu einer verstärkten Produktion des Beta-Amyloid-Proteins führt, das mit der Entstehung der Alzheimer-Erkrankung verbunden ist. Es gibt einige wenige Studien, die auch beim Menschen eine Verbindung zwischen Vitamin-A-Mangel und Lernproblemen bzw. Demenz zeigen.[35]

Vitamin-A-Quellen

Als gute Vitamin-A-Lieferanten gelten tierische Lebensmittel, vor allem Leber. Butter und Käse sind ebenfalls reich an Vitamin A, sollte man aber laut MIND-Diät eher meiden. Provitamin A (Beta-Carotin) ist besonders in Karotten enthalten, aber auch in Spinat, roter Paprika, Tomaten, Brokkoli. Eine mittelgroße Karotte oder eine Portion Spinat (etwa 150 g) enthalten die empfohlene Menge an Provitamin A. Der Organismus kann Beta-Carotin leichter aufnehmen, wenn man gleichzeitig Fett verzehrt.

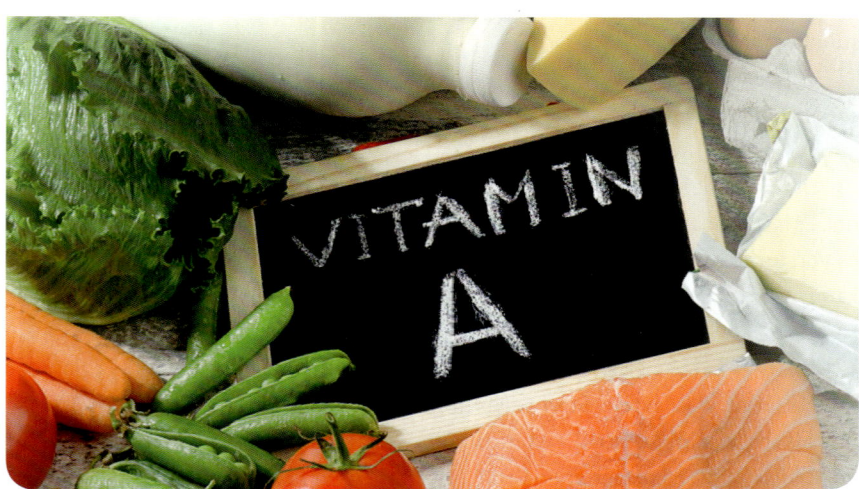

Die Vitamine der B Gruppe

Vitamin B ist eine Vitamingruppe (der Vitamin-B-Komplex), in der acht Vitamine zusammengefasst werden, die chemisch und pharmakologisch völlig unterschiedlich sind. Die wichtigsten Informationen zu den Vertretern des Vitamin-B-Komplexes finden Sie in Tabelle 1.

Tabelle 1: Übersicht über die Vitamine der B-Gruppe

Name	Ch. Bez.*	Funktion im Körper	Quelle	Tages- dosis	Anmer- kung	ÜD*
B1	Thiamin	Kohlenhydrat- und Alkoholabbau, Schilddrüsenfunktion, Nervenfunktion	(Schweine) Fleisch, Hülsenfrüchte, Vollkornprodukte (Haferflocken)	250 g Schweinefleisch oder 500 g Linsen	Empfindlich für Hitze, UV	Nein
B2	Riboflavin	Eiweiß- und Energiestoffwechsel fördert Merkfähigkeit und Konzentration	Milchprodukte, Fleisch, Brokkoli, Grünkohl, Hefe, Vollkornprodukte	320 g Parmesan	Lichtempfindlich, hitzestabil, geht leicht ins Kochwasser über	Nein
B3	Niacin	Verwertung von Fetten, Eiweiß und Kohlenhydraten, gut für Haut und Nägel	Fleisch, Fisch, Innereien, Bohnenkaffee	230 g Hühnerfleisch 130 g Erdnüsse	Kann der Körper auch selbst bilden	Ja
B4	Cholin	kann zu vielen anderen Verbindungen verstoffwechselt werden: Acetylcholin (Neurotransmitter), Lecitin, Phosphahtidylcholin Zellmembranbestandteile	Fleisch, Fisch, Innereien, Eigelb, Schinkenspeck	200 g Leber 4 Eier, 400 g Schinkenspeck	B4 = veraltet, eigentlich kein Vitamin, Leber kann es selbst herstellen	Nein

*CH. Bez: Chemische Bezeichnung
*ÜD: Besteht die Gefahr der Überdosierung?

Richtig ernähren – Geistig fit bleiben!

Tabelle 1: Übersicht über die Vitamine der B-Gruppe

Name	Ch. Bez.*	Funktion im Körper	Quelle	Tages-dosis	Anmer-kung	ÜD*
B5	Pantho-thensäure	Wundheilung, verbessert die Abwehrreaktion	Leber, Weizen-keime, Gemüse			Nein
B6	Pyridoxin u.a. Stoffe	stärkt Nerven, schützt vor Ner-venschädigung, Eiweiß- und Fett-stoffwechsel	Fleisch v.a. Hüh-ner- und Leber, Kartoffeln, Voll-kornprodukt, Hülsenfrüchte, Kohl, Avoca-dos, Bananen, Walnüsse	200 g Lachs, 500 g Bananen 500 g Vollkorn-brot	Hitze- und lichtemp-findlich Geht ins Kochwasser über	Ja bei NEM*
B7 (auch: Vita-min H)	Biotin	schützt vor Haut-entzündungen, gut für Haut, Haare und Nägel, Fett- und Eiweißstoff-wechsel	Leber, Eigelb, Hefe, Nüsse, Haferflocken, Sojabohnen und ungeschäl-ter Reis.		Rohe Eier beeinträch-tigen die Aufnahme von Biotin	Nein
B9 (auch: B11 oder Vita-min M)	Folsäure	Wichtig bei Wachs-tumsprozessen und der Zellteilung und Blutbildung	Salat, Tomaten, Spargel, Kohl, Hülsenfrüchte, Vollkornpro-dukte, Eigelb, Leber	250 g Spinat, 330 g Vollkorn-brot	Hitzelabil, geht ins Kochwasser	Nein
B12	Cobala-mine	Fettabbau, Blutbil-dung, wichtig für die Nervenfunk-tion	Fleisch, Fisch, Eier, Milchpro-dukte; Sauer-kraut	60 g Rind- oder Schwei-nefleisch, 35 g Hering o. Makre-le, 300 g Vollmilch-jogurt		Nein

*CH. Bez: Chemische Bezeichnung
*ÜD: Besteht die Gefahr der Überdosierung?
*NEM: Nahrungsergänzungsmittel (Vitaminpräparate)

Vitamin-B-Effekte auf das Gehirn

Es gibt zwar Studien, in denen die Gabe von B-Vitaminen keinen Effekt auf die Gehirnfunktion hat. Allerdings gibt es auch Studien der Oxford University,[36] die zu einem anderen Ergebnis kommen. Man fand, dass Versuchspersonen, die zwei Jahre lang einen Vitamin-B-Komplex (B6, B9, B12) zusammen mit Omega-3-Fettsäuren erhielten, besser in kognitiven Test abschnitten als die Placebo-Gruppe mit niedrigen Vitamin-B- und Omega-3-Spiegeln. Auch das Schrumpfen des Gehirns war in der Vitamin-B-Gruppe verzögert.

Auf einzelne B-Vitamine, für die ich Hinweise gefunden habe, dass sie sich in irgendeiner Weise positiv auf die Gehirnfunktion auswirken, möchte ich näher eingehen:

Vitamin B9 (Folsäure)

Die regelmäßige Einnahme von Folsäure soll die Leistung des Gehirns verbessern, wie Wissenschaftler der niederländischen Universität Wageningen in einer dreijährigen Studie zeigten. Bei verschiedenen Tests zur Wahrnehmung, Reaktionsgeschwindigkeit und Erinnerungsvermögen schnitten die Probanden, die drei Jahre lang 800 Mikrogramm Folsäure täglich erhielten, besser ab als die Kontrollgruppe. Die kognitiven Leistungen der Folsäuregruppe waren im Schnitt mit denen von zwei bis fünf Jahre jüngeren Menschen vergleichbar.[37]

Vitamin B12

Vitamin B12 wird wohl am häufigsten genannt, wenn es um geistige Fitness und Gehirngesundheit geht. Das liegt unter anderem daran, dass ein Vitamin-B12-Mangel zu verschiedenen neuropsychiatrischen Symptomen führen kann: wie zu allgemeiner Apathie, Schlafstörungen, Depressionen und Angstzuständen, schmerzende Nerven, Konzentrationsschwierigkeiten und sogar Demenz.

Wie Dr. Andreas Leischker in der medizinischen Fachzeitschrift Medical Tribune[38] schreibt, sollte man bei Depressionen, Gedächtnisstörungen und Demenzsymptomen immer auch an einen Vitamin-B12-Mangel denken. Bei fünf bis zehn Prozent aller Demenzen seien keine vaskulären (gefäßbedingten) oder neurodegenerativen

Richtig ernähren – Geistig fit bleiben!

(Alzheimer) Ursachen vorhanden, sondern oft ein Vitamin-B12-Mangel, den man durch Vitamingaben einfach behandeln könne. Im klinischen Alltag, so die Medical Tribune, werde dieses Defizit aber häufig nicht erkannt, bagatellisiert oder auf das Alter zurückgeführt. Dabei ist zu beachten, dass nicht nur eine unzureichende Vitaminzufuhr mit der Nahrung, sondern auch Medikamente, wie Protonenpumpenhemmer, Säureblocker und Metformin (Medikament bei Diabetes und Übergewicht) einen Vitamin-B12-Mangel hervorrufen können.

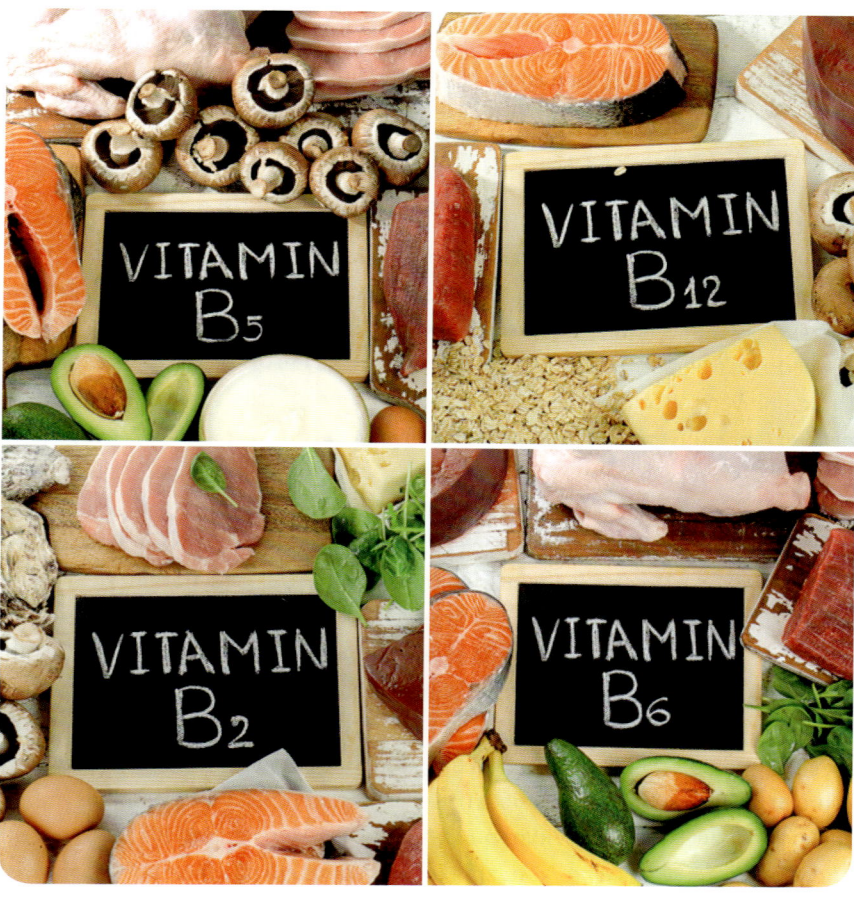

Cholin

Cholin ist eigentlich kein Vitamin, es wird aber dennoch zu den B-Vitaminen gerechnet, weil die Eigenschaften und Funktionen ähnlich sind. Verschiedene Lebensmittel enthalten Choline, häufig an Phosphatidylcholin (Lecithin) gebunden. Choline sind vor allem in Rinder- und Schweineleber und in Eiern enthalten. In geringerer Menge enthalten auch Weizenkeime, Sojabohnen, Brokkoli und Blumenkohl Choline.

Cholin spielt eine Schlüsselrolle bei etlichen Stoffwechselfunktionen:

› **Zellstruktur:** Cholin wird für die Produktion von Fetten benötigt, aus denen die Zellmembranen aufgebaut sind, die auch für die Nervenfunktion entscheidend ist.
› **Fetttransport und -stoffwechsel:** Cholin produziert die Substanz, die für den Cholesterintransport benötigt wird. Ein Mangel an Cholin kann zu mehr Fett und Cholesterin in der Leber führen.
› **Ein gesundes Nervensystem:** Cholin ist notwendig für die Herstellung von Acetylcholin, ein wichtiger Neurotransmitter, der eine Rolle spielt bei Gedächtnis, Stimmung, Muskelbewegung und anderen Grundfunktionen.

Vitamin C

Vitamin C (chemisch Ascorbinsäure) ist wohl das Vitamin, dem wir am häufigsten begegnen, denn es wird vielen Lebensmitteln als Antioxidans (E300) zugesetzt. Vitamin C ist ein aktiver Radikalfänger (siehe Antioxidantien) und gilt allgemein als das Vitamin gegen Erkältungen, eine Wirkung, die wissenschaftlich aber nicht gut belegt ist. Die Einnahme von Vitamin C kann Erkältungen nicht vorbeugen, es verkürzt nur die Dauer der Erkältung – allerdings nur minimal. Der Körper benötigt Vitamin C für zahlreiche Stoffwechselvorgänge – unter anderem, um bestimmte Botenstoffe im Gehirn und Hormone zu bilden.

Quellen für Vitamin C

Zu den Vitamin-C-Lieferanten zählen vor allem frisches Obst wie Zitrusfrüchte, Beeren, wie Acerola, Hagebutten, Sanddornbeeren, Erdbeeren, Schwarze Johannisbeeren

Richtig ernähren – Geistig fit bleiben!

oder Kiwi. Auch Gemüsesorten, wie Kohlsorten, Paprika oder Brokkoli, enthalten viel Vitamin C. Vitamin C ist empfindlich und wird durch Licht und Hitze zerstört. Lagern Sie Obst und Gemüse daher am besten nicht lange, sondern essen Sie es frisch. Tiefkühlkost enthält mehr Vitamin C als Konserven oder Frischware, die schon einige Tage im Supermarkt oder daheim lagert.

Bereits mit einer halben roten Paprika oder zwei Orangen decken Sie Ihren Tagesbedarf an Vitamin C.

Vitamin-C-Effekt auf das Gehirn

Bekannt ist, dass Vitamin C mithilfe eines erst kürzlich entdeckten Transporters die Blut-Hirn-Schranke überwindet, also im Gegensatz zu vielen anderen Substanzen tatsächlich aus dem Blut zu den Nervenzellen des Gehirns gelangen kann. Eine neuroprotektive (also die Nervenzellen vor schädlichen Einflüssen schützende) Wirkung von Vitamin C ist wegen der Radikalfänger-Eigenschaften dieses Vitamins wahrscheinlich. Daneben ist Vitamin C aber auch für die Synthese von verschiedenen Neurotransmittern (Substanzen, die in der Kommunikation zwischen den Nervenzellen wichtig sind) und Hormonen notwendig. Ob Vitamin C auch einen direkten Effekt auf Lernen und Gedächtnis hat, wurde zwar in einigen Studien untersucht, die, meiner Meinung nach, aber allesamt nicht praxisrelevant und kaum auf den Menschen übertragbar sind. Über die Wirkung von Vitamin C im menschlichen Gehirn gibt es eine Übersichtsarbeit,[39] die zu dem Schluss kommt, „dass die Fakten auf eine wichtige Rolle von Vitamin C im Gehirn deuten".

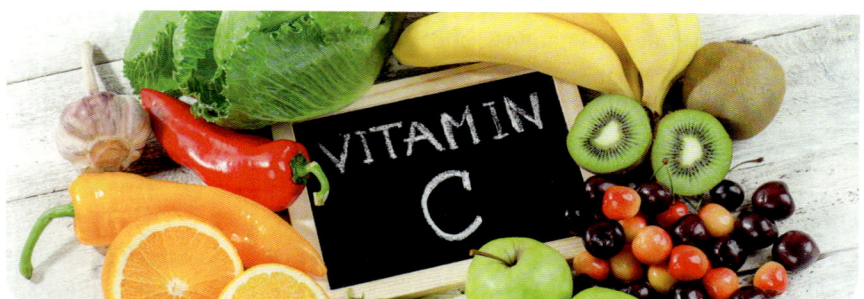

Vitamin D

Über die Wirkung von Vitamin D und den Sinn einer Supplementierung wird sehr kontrovers diskutiert. Das fettlösliche Vitamin D kann der Körper mithilfe von Sonnenlicht selbst herstellen. Wie viel wir selbst herstellen können, hängt von zahlreichen Faktoren ab: Wohnort und Sonnenstand, vom Alter, von den Lebensgewohnheiten und nicht zuletzt vom Hauttyp (je heller, desto mehr). Wenn wir uns regelmäßig draußen aufhalten, kann unsere Haut zumindest im Sommer etwa 80 bis 90 Prozent des Bedarfs an Vitamin D selbst produzieren.

Dafür ist kein ausgedehntes Sonnenbad notwendig, in Deutschland reicht es in den Sommermonaten aus, wenn ein Erwachsener fünf bis 25 Minuten am Tag bei nicht vollständig bedecktem Körper im Freien verbringt. Ältere Menschen sind eher gefährdet, einen Mangel zu bekommen, da die Vitamin-D-Bildung mit den Jahren abnimmt.

Vitamin-D-Quellen

Die restlichen 10 bis 20 Prozent unseres Vitamin-D-Bedarfs decken wir über die Ernährung. Allerdings kommt Vitamin D nicht sehr häufig in Lebensmitteln vor. Am höchsten ist die Konzentration in fetten Fischsorten, beispielsweise Lachs, Hering oder Makrele. Auch Leber, Eigelb und Milch enthalten Vitamin D.

Vitamin-D-Effekt auf das Gehirn

Eine ganze Reihe von Studien in den letzten Jahren konnten zeigen, dass Vitamin-D-Mangel mit kognitiven Problemen, Demenz oder Gehirnschrumpfung verbunden sein kann. So zeigte eine Studie, die 2015 im renommierten Medizinjournal JAMA erschienen ist,[40] dass ein Vitamin-D-Mangel mit Demenz korreliert.

Die Studienteilnehmer mit einer geringeren Vitamin-D-Konzentration zeigten in größerem Ausmaß kognitive Einschränkungen als Probanden mit höheren Vitamin-D-Spiegeln. Zu ähnlichen Ergebnissen kamen auch eine britische Studie[41] und eine Studie der University of California[42]. Hier maß man die kognitive Leistungsfähigkeit –

Richtig ernähren – Geistig fit bleiben!

vor allem das Gedächtnis – und verglich es mit der Blutkonzentration von Vitamin D. Tatsächlich fand man eine Korrelation: Versuchspersonen mit Demenz hatten einen geringeren Vitamin-D-Level als solche mit milden kognitiven Einschränkungen. Und Letztere hatten einen niedrigeren Level als Versuchspersonen mit normalem Gedächtnis. Dieser Zusammenhang von Vitamin-D-Mangel und kognitiven Einschränkungen blieb auch bestehen, wenn man andere Risikofaktoren für Demenz (wie Gefäßkrankheiten, Übergewicht, bestimmte Genvarianten) mit berücksichtigte.

Fazit! *Eine Vitamin-D-reiche Ernährung ist sicherlich empfehlenswert und ältere Menschen sollten ab und zu den Vitamin-D-Spiegel im Blut bestimmen lassen. Wenn er zu niedrig ist, könnte man die Ernährung anpassen und sich öfter in der Sonne aufhalten. Alternativ kann auch der Arzt ein Vitamin-D-Präparat verschreiben.*

Vitamin D2 und Vitamin D3

Es gibt zwei Formen von Vitamin D: Vitamin D2 stammt überwiegend aus pflanzlichen, Vitamin D3 aus tierischen Quellen. In einer Studie[43] wurde untersucht, welche Vitamin-D-Form den Vitamin-D-Spiegel im Blut stärker ansteigen lässt. Ergebnis: Vitamin D3 erhöht den Vitamin-D-Spiegel im Blut etwa zweimal so effektiv (ca. 75 Prozent) wie Vitamin D2 (ca. 33 Prozent). Unter Placebo sank der Level um 25 Prozent.

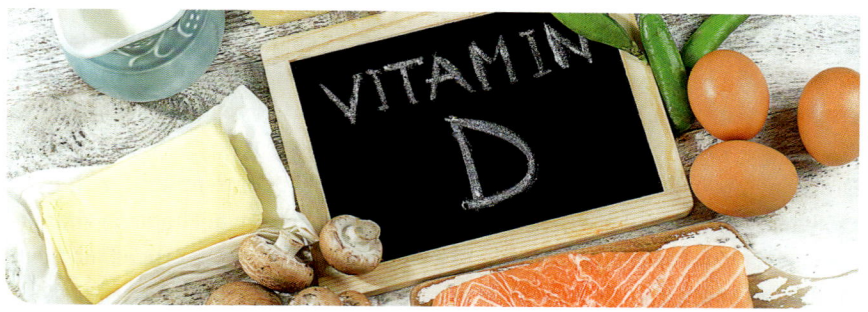

Vitamin E

Vitamin E gehört zu den fettlöslichen Vitaminen. Es gibt unterschiedliche Formen, die als Tocopherole bezeichnet werden. Am bekanntesten ist das Alpha-Tocopherol. Wie Vitamin C ist auch Vitamin E ein Radikalfänger, also ein Schutzvitamin, das die Körperzellen vor schädlichen Einflüssen schützt, und zwar speziell im Fettstoffwechsel.

Vitamin-E-Quellen
Gute Vitamin-E-Quellen sind in erster Linie pflanzliche Öle, Nüsse und Samen. Auch Butter und Eier enthalten Vitamin E, wenn auch in geringeren Mengen. Die empfohlene Tagesdosis von durchschnittlich 12 mg Vitamin E decken Sie zum Beispiel mit 10 g Weizenkeimöl oder ca. 25 g Sonnenblumenöl.

Vitamin-E-Effekt auf das Gehirn
Wie erwähnt ist Vitamin E ein Radikalfänger und schützt die (Nerven-)Zellen vor oxidativem Stress. Dieser nimmt erstens im Alter zu und soll zweitens auch eine Rolle bei der Alzheimer-Erkrankung spielen. Es ist also nicht verwunderlich, dass dieser Zusammenhang auch Ziel der Forschung ist. Ich habe mehrere neuere Studien gefunden, die den Effekt von Vitamin E auf die kognitive Leistungsfähigkeit und Alzheimer-Demenz untersucht haben.

Am interessantesten ist wahrscheinlich eine Übersichtsarbeit, die 2014 in der Zeitschrift Nutrients[44] erschien. Sie kommt zu dem Schluss, dass die meisten Studien klar zeigen, dass hohe Vitamin-E-Konzentrationen im Blut mit einer Verbesserung der kognitiven Leistungsfähigkeit und einem verminderten Alzheimer-Risiko verbunden sind. Auch die ergänzende Gabe bei Alzheimer-Patienten bremst das Fortschreiten der Erkrankung.

Das Fazit der Autoren: „Die positiven Effekte, die in den zitierten Studien gemessen wurden, das Fehlen von Nebenwirkungen bei den verwendeten Vitamin-E-Dosen, der geringe Preis und der Mangel an alternativen Behandlungsmöglichkeiten der

Richtig ernähren – Geistig fit bleiben!

Alzheimer-Erkrankung, sprechen für Vitamin E als Nahrungsergänzung zur Förderung eines gesunden Gehirns im Alter und zur Verzögerung des alzheimerbedingten geistigen Abbaus." Ich möchte hier nicht der Nahrungsergänzung mit Vitaminpräparaten das Wort reden, aber bei Ihrer Diät sollten Sie auf Vitamin-E-reiche Nahrungsmittel achten.

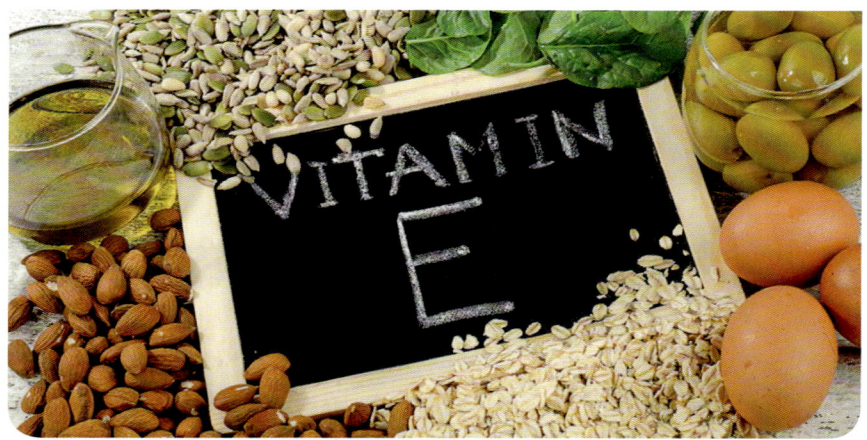

Gute Fette – Schlechte Fette

Pommes, Pizza, Schweinshaxe – fettreiches Essen bringt den Stoffwechsel durcheinander. Das kann nicht nur zu Übergewicht, Herz-Kreislauf-Erkrankungen und Diabetes führen, sondern auch das Gehirn schädigen. Und zwar sowohl über längere Sicht als auch ganz unmittelbar, bevor die ersten zusätzlichen Pfunde überhaupt auftauchen.

Aber Fett ist nicht gleich Fett. Bei der Aussage „gute Fette– schlechte Fette" geht es um den Unterschied von gesättigten und ungesättigten Fettsäuren, aus denen die Fette aufgebaut sind. Pflanzenöle enthalten vorwiegend einfach ungesättigte Fettsäuren. Besonders hoch ist ihr Anteil etwa in Raps- oder Olivenöl. Die Fettsäuren in tierischen Fetten, wie in Butter oder Schmalz, sind meist gesättigt. Eine Ausnahme sind die in fettreichem Fisch enthaltenen Omega-3-Fettsäuren, die zu den ungesättigten Fettsäuren gehören.

Aha! *Der Begriff „gesättigt" bzw. „ungesättigt" bezieht sich nur auf die chemische Struktur der Fettsäuren. Ungesättigte Fettsäuren enthalten eine oder mehrere Doppelbindungen zwischen den Kohlenstoffatomen. Bei gesättigten Fettsäuren sind diese Doppelbindungen in Einfachbindungen aufgelöst und mit Wasserstoffatomen „gesättigt". Enthält eine Fettsäure nur eine Doppelbindung, wird sie als „einfach ungesättigt" bezeichnet.*

Gesättigte Fettsäuren gelten seit Langem als die „Bösen", während die ungesättigten Fettsäuren als gesund angesehen werden. Wer sein Risiko für Herz-Kreislauf-Erkrankungen reduzieren will – so die landläufige Meinung – müsse auf gesättigte Fettsäuren verzichten, denn diese können zu Herzinfarkten und Schlaganfällen führen und den Cholesterinspiegel erhöhen. Und das wurde durch allerhand Studien belegt.

Sind ungesättigte Fette nicht mehr die Bösewichte?

Sie haben vielleicht schon gelesen, dass in den letzten Jahren einige Studien[45] erschienen sind, die genau diesen Zusammenhang „hoher Konsum an gesättigten Fetten – hohes Risiko für Herz-Kreislauf-Erkrankungen" nicht finden konnten. Danach haben gesättigte Fettsäuren auch keinen Effekt auf das Verhältnis von gutem HDL- zu schlechtem LDL-Cholesterin. Und auch der regelmäßige Verzehr von Eiern erhöht entgegen langjährigen Annahmen das Risiko für Herzinfarkt und Schlaganfall nicht. Die frühere Empfehlung, cholesterinreiche Nahrungsmittel zu meiden, wurde daher aus den US-Leitlinien gestrichen. Das alles ist aber noch umstritten, deswegen bleibe ich weiter bei der Empfehlung, weniger gesättigte Fettsäuren und stattdessen mehr ungesättigte Fette, wie Olivenöl, zu konsumieren.

Transfette sind schädlich

Gut belegt ist allerdings, dass die sogenannten Transfette das Risiko für Herz-Kreislauf-Erkrankungen erhöhen. Transfette treiben im Körper das sogenannte LDL-Cholesterin hoch, das als hauptverantwortlich für Krankheiten wie Arterienverkalkung, Herzinfarkt und Schlaganfall gilt. Transfette entstehen bei der Härtung von flüssigen Fetten, Hydrogenierung genannt. Diese künstlich gehärteten Fette werden vor allem in Margarine, Backwaren, Fast-Food-Gerichten und zum Frittieren eingesetzt.

Und was ist mit Milchprodukten?

Vollmilch enthält 3,5 bis 4 Prozent Fett, davon etwa ein Viertel einfach ungesättigte Fettsäuren, der Rest sind gesättigte Fettsäuren. In der MIND-Diät wird nur der Genuss von fettreduzierten Milchprodukten empfohlen. Dabei sollte man allerdings bedenken, dass das Milchfett als Träger der fettlöslichen Vitamine A, D, E und K fungiert. Ich würde also trotzdem den mäßigen Genuss von Vollmilch empfehlen, weil ich denke, dass ein Glas Vollmilch, also ungefähr 7 bis 8 g Fett, pro Tag nicht dramatisch sind. Anders sieht es aus, wenn Sie bereits unter Herz-Kreislauf-Problemen leiden oder ein Risiko für Schlaganfälle und Herz-Kreislauf-Erkrankungen haben. In diesem Fall sollten Sie Ihren Konsum an gesättigten Fettsäuren, also tierischen Fetten, besser einschränken, um auf der sicheren Seite zu sein.

Deutsche Gesellschaft für Ernährung empfiehlt

Die Deutsche Gesellschaft für Ernährung empfiehlt, dass Fett etwa 30 Prozent der Gesamtenergiezufuhr ausmachen sollte. Davon sollte höchstens ein Drittel, also insgesamt nicht mehr als sieben bis maximal zehn Prozent aus gesättigten Fettsäuren bestehen. Bei einem täglichen Energiebedarf von durchschnittlich 2000 kcal sind das 66 g Fett pro Tag und davon höchstens 22 g gesättigte Fettsäuren.

Omega-3-Fettsäuren

Eine zentrale Forderung der MIND-Studie ist: Mindestens einmal pro Woche Fisch essen. Das ist gesund fürs Gehirn und senkt das Alzheimer-Risiko. Warum?

Dass Fisch gesund für Gedächtnis und die kognitive Leistungsfähigkeit ist, weiß man schon lange. Das haben schon über ein Dutzend Studien untermauert. Dass regelmäßiger Fischkonsum aber sogar das Alzheimer-Risiko senkt, zeigt eine sehr eindrucksvolle Arbeit[46], die in der renommierten medizinischen Fachzeitschrift JAMA

erschienen ist. Die Forscher untersuchten zehn Jahre lang Personen, die eine bestimmte Genvariante (ApoE4) trugen, die das Risiko, an Alzheimer zu erkranken,
deutlich erhöht.

Das Ergebnis: Personen, die mindestens einmal wöchentlich Fisch gegessen hatten, zeigten auffällig weniger alzheimertypische Gehirnveränderungen als die
„Fisch-Verweigerer". Konkret fand man, dass einmal wöchentlicher Fischkonsum die
Wahrscheinlichkeit für eine Alzheimer-Erkrankung um 47 Prozent senkt. Man muss
allerdings wirklich Fisch essen; die Einnahme von Fischöl-Kapseln zeigte keinen
nachweisbaren Effekt.

Was ist so gesund am Fisch?

Manche Fischarten (vor allem fette Seefische) enthalten viel Omega-3-Fettsäuren
(zum Beispiel eine, die man DHA nennt). Diese Fettsäuren können wir nicht selbst
herstellen, wir müssen sie über die Nahrung aufnehmen. Das Gehirn braucht DHA
zum Beispiel, um es in der Zellwand der Nervenzellen einzubauen. Es macht die
Zellwand flüssiger, wodurch die Durchlässigkeit der Zellwand und die Mobilität der
Strukturen in der Zellwand steigen. Etwas flapsiger formuliert: Die Nervenzellen
bleiben durch DHA jung und flexibel. Mit zunehmendem Alter nimmt die Menge an
DHA im Gehirn aber ab. Essen wir aber fette Fische, können wir die DHA-Menge im
Gehirn wieder erhöhen.

Die Beobachtung, dass Fischöl-Kapseln nicht wirken, verwundert allerdings. Es
könnte sein, dass nicht die Omega-3-Fettsäuren allein die Wirkung ausmachen.
Es gibt wahrscheinlich auch noch andere Substanzen, die Fisch so gesund machen.

Olivenöl schützt Ihr Gehirn

Die MIND-Diät empfiehlt den Gebrauch von Olivenöl in der Küche. Olivenöl enthält
70 bis 80 Prozent einfach ungesättigte Fettsäuren, die inzwischen als sehr gesund
gelten. Außerdem ist es eine reiche Quelle von Vitaminen und anderen Pflanzenstoffen, die schützende Wirkung auf das Gehirn haben können, wie zum Beispiel
Vitamin E und eine Reihe von Polyphenolen. Eine neue Studie[47] liefert jetzt sogar

Hinweise darauf, dass Olivenöl im Tierversuch Gedächtnis und Lernen fördert und vor Alzheimer schützt, indem es die Bildung von Amyloid-Plaques reduziert – den charakteristischen Ablagerungen im Gehirn von Alzheimer-Patienten. Man nimmt an, dass sie für die Alzheimer-Erkrankung zumindest mitverantwortlich sind.

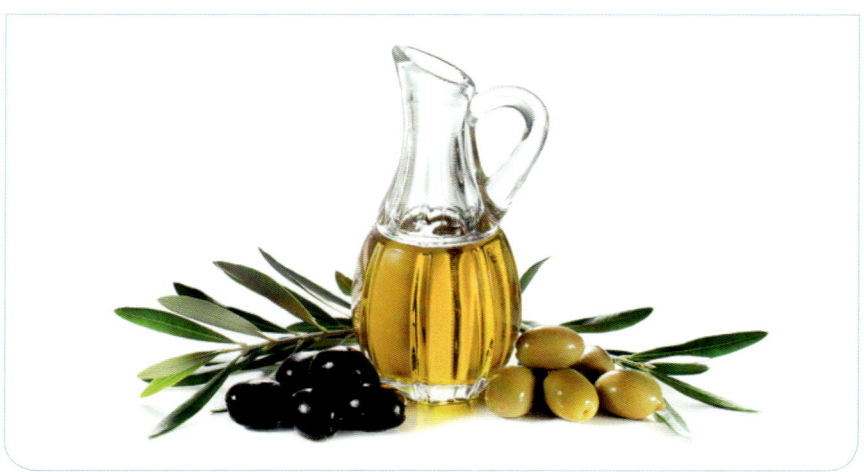

Spurenelemente

Als essenzielle Spurenelemente oder auch Mikroelemente bezeichnet man chemische Elemente, die für den Menschen essenziell nötig sind, aber nur in sehr geringer Konzentration im Organismus vorkommen. Sie gehören zu den sogenannten Mikronährstoffen.

Spurenelemente werden mit der Nahrung aufgenommen, die sie in Spuren enthält. Bei verminderter Aufnahme, vermehrter Ausscheidung oder erhöhtem Bedarf kann es zu einer Unterversorgung des Körpers mit essenziellen Spurenelementen kommen. Das kann je nach Spurenelement verschiedene Mangelerkrankungen hervorrufen (etwa Anämie bei Eisenmangel oder Schilddrüsenunterfunktion bei Jodmangel).

Mögliche Gründe für eine Unterversorgung an essenziellen Spurenelementen können sein:

> Ernährungsgewohnheiten – z. B. einseitige Bevorzugung oder Vermeidung bestimmter Lebensmittel (z. B. Veganer),
> regionale Gegebenheiten – beispielsweise sehr geringes Vorkommen in Ackerboden oder Trinkwasser,
> erhöhter Verlust, etwa bei Durchfall oder starkem Schwitzen,
> Veränderungen in Aufnahme, Ausscheidung oder Bedarf bei verschiedenen Stoffwechselerkrankungen.

Wie jeder Stoff ab einer gewissen Dosis können auch Spurenelemente in zu hohen Mengen nachteilige Folgen haben. Die wichtigsten essenziellen Spurenelemente sind:

Chrom (Cr)	**Mangan (Mn)**
Kobalt (Co)	**Molybdän (Mo)**
Eisen (Fe)	**Selen (Se)**
Jod (I)	**Silizium (Si)**
Kupfer (Cu)	**Zink (Zn)**

In Bezug auf die neuronale Aktivität des Gehirns sind vor allem zwei Spurenelemente interessant: Selen und Zink.

Selen

Bis in die 1950er-Jahre galt das Halbmetall Selen als Gift. Dann entdeckte man, dass es ein unverzichtbarer Bestandteil verschiedener Eiweiße – sogenannter Selenoproteine – ist, die zum Beispiel bei der Immunabwehr und der Schilddrüsenfunktion eine Rolle spielen. Außerdem ist es nicht nur für seine antioxidative Wirkung bekannt, sondern auch für ein gesundes Gehirn sehr wichtig. Wie Tierversuche[48] zeigen, führt ein Selenmangel zu irreversiblen Schäden am Gehirn. Von den zahlreichen

Richtig ernähren – Geistig fit bleiben!

Arbeiten, die eine gehirnschützende Wirkung von Selen nahelegen, möchte ich nur eine herausgreifen. In dieser Studie[49] wurden fast 1.400 gesunde ältere Menschen (60–71 Jahre) neun Jahre lang untersucht. Man führte regelmäßig neuropsychologische Tests durch und maß die Blutkonzentration an Selen.

Ergebnis: Je größer die Abnahme der Selenkonzentration im Blut über die Jahre war, desto stärker war auch die Abnahme der kognitiven Leistungsfähigkeit. Es gibt auch eine Arbeit[50], die den Selen-Effekt auf Alzheimer direkt nachzuweisen versucht (allerdings nur an einer sehr kleinen Patientenzahl). Hier gab man 15 Alzheimer-Patienten täglich 100 Mikrogramm Selen, 16 andere Alzheimer-Patienten bekamen ein Placebo. Nach einem Jahr hatte sich die Krankheit bei 13 der 15 Patienten mit Selen stabilisiert, aber nur bei der Hälfte der Placebo-Gruppe.

Wo ist Selen drin?
Der Selengehalt von Lebensmitteln variiert von Land zu Land. In Ländern mit selenreichen Böden, wie den USA, sind Getreideprodukte die Hauptquelle. Bei uns in Europa enthält der Boden relativ wenig Selen, sodass wir Selen hauptsächlich mit tierischer Nahrung (Fleisch, Eier, Milch) aufnehmen (Tiere reichern das Element an). Auch Fisch und andere Meeresfrüchte sind gute Selen-Quellen. Die Deutsche Gesellschaft für Ernährung (DGE) empfiehlt Jugendlichen und Erwachsenen eine Aufnahme von 30 bis 70 Mikrogramm Selen pro Tag.

Zink
Über 300 lebenswichtige Enzyme in unserem Körper benötigen Zink als unersetzlichen Cofaktor. Ohne Zink funktionieren sie nicht. Auch im Immunsystem spielt Zink eine wichtige Rolle. Aber den höchsten Zinkgehalt in unserem Körper weist das Gehirn auf, besonders der Hippocampus, der für Gedächtnis und Stimmung zuständig ist.

Es gibt immer mehr Forschungsarbeiten[51] darüber, wie wichtig Zink für die Funktion des Gehirns ist. Zinkmangel kann zu Depressionen, Gedächtnisproblemen Lernschwierigkeiten und sogar zu Angstzuständen und aggressivem Verhalten führen. Welche Aufgaben hat Zink im Nervensystem?

Zink hat im Gehirn wichtige Aufgaben

1. **Zink hilft gegen Neurodegeneration**
   Die positive Wirkung von Zink beruht einerseits auf seinen antioxidativen Eigenschaften. Außerdem soll Zink auch dabei helfen, das zelluläre Gleichgewicht (Homöostase) der Neuronen aufrechtzuerhalten. Deswegen kann es dem Absterben von Nervenzellen (Neurodegeneration) und der Entstehung von Demenz vorbeugen.

2. **Zink verbessert Schlaf und Stressresistenz**
   Zink ist bei der Synthese von Melatonin notwendig. Melatonin wiederum ist das Schlüsselhormon für einen gesunden Schlaf und spielt auch bei der Stressbewältigung eine Rolle. Interessant ist auch, dass wir bei Stress sehr viel Zink über Urin und Schweiß verlieren.

3. **Zink unterstützt Konzentration und geistige Leistungsfähigkeit**
   Zink spielt eine Schlüsselrolle bei der Bildung und Funktion von neuronalen Botenstoffen (Transmitter).

   Zum Beispiel ist Zink auch bei der Regulation des Transmitters Dopamin wichtig, der unter anderem bei Antriebskraft und Konzentration eine Rolle spielt.

4. **Zink verbessert die Stimmung und vermindert Depressionen**
   Studien haben ergeben, dass Depressive eine geringere Zinkkonzentration im Gehirn haben als Gesunde und dass eine Depression umso schlimmer ausgeprägt ist, je niedriger diese Konzentration ist. Die Gabe von Zink wiederum hat einen antidepressiven Effekt.

Eine wissenschaftliche Übersichtsarbeit zur Bedeutung von Zink für den menschlichen Körper schließt daher mit den Worten: „Zink ist ein so kritischer Faktor für die menschliche Gesundheit, dass sogar ein geringfügiger Zinkmangel ein Desaster sein kann."[52]

Richtig ernähren – Geistig fit bleiben!

Es gibt allerdings auch eine Arbeit des MPI n Frankfurt,[53] die findet, dass eine hohe Zinkkonzentration im Gehirn sich negativ aufs Gedächtnis auswirkt. Diese Ergebnisse wurden allerdings an Ratten erzielt und es ist fraglich, inwieweit sie auf den Menschen übertragbar sind.

Wo ist Zink drin?
Weil unser Körper kein Depot für Zink hat, müssen wir Zink regelmäßig aufnehmen. Die Deutsche Gesellschaft für Ernährung (DGE) empfiehlt für Erwachsene 7 (Frauen) bzw. 10 mg (Männer) Zink täglich. In tierischen Produkten liegt Zink als sogenannter Zink-Histidin-Komplex vor, der vom Körper leicht resorbiert werden kann.

Unsere Hauptquelle für Zink sind demnach Fleisch, Fisch und Geflügel, Eier und Milch (am meisten Zink ist übrigens in Austern, was aber wohl für die wenigsten praktische Bedeutung hat). Abhängig vom Boden, auf dem sie gewachsen sind, enthalten zwar auch Hülsenfrüchte und Getreide Zink, die in diesen Pflanzen vorkommende, zinkbindende Phytinsäure erschwert aber die Aufnahme von Zink im Körper.

Sekundäre Pflanzenstoffe

Sekundäre Pflanzenstoffe sind komplexe chemische Verbindungen, die von Pflanzen produziert werden, um verschiedene Hilfsfunktionen zu erfüllen. So können sekundäre Pflanzenstoffe dem Schutz vor Parasiten oder Fressfeinden dienen, vor UV-Strahlung schützen oder Bestäuber anlocken.

Chemisch gesehen sind die sekundären Pflanzenstoffe sehr heterogen; dazu gehören unter anderem:
> Polyphenole
  • Carotinoide
  • Flavonoide, Flavanole und Anthocyane
  • Sulfide
> Phytohormone
> Ätherische Öle

Sekundäre Pflanzenstoffe gehören also zu den Naturstoffen und haben einen hohen Stellenwert für den Menschen, weil sie als gesundheitsfördernd in der Medizin und Kosmetik, als Gewürze oder zu vielen anderen Zwecken genutzt werden. Bei einigen sekundären Pflanzenstoffen gibt es auch Hinweise, dass sie die kognitive Leistungsfähigkeit steigern oder gegen Demenz schützen könnten. Das sind vor allem Polyphenole, zu denen unter anderem die Flavanole und die Anthocyane gehören.

Aber: Die Bezeichnungen Polyphenole, Flavanole oder Anthocyane umfassen jeweils ganze Gruppen von vielen unterschiedlichen chemischen Verbindungen. Wenn also eine Studie sagt, ein Lebensmittel A sei gesund, weil es bestimmte Polyphenole enthält, dann muss das nicht heißen, dass das polyphenolhaltige Lebensmittel B den gleichen Effekt hat. Denn das Lebensmittel B kann ganz andere Polyphenole enthalten und das in unterschiedlicher Konzentration oder mit anderen Begleitstoffen. Also die Aussage „ein Glas Rotwein fördert die Gesundheit" bedeutet nicht, dass auch ein Glas roter Traubensaft den gleichen Effekt hat.

Polyphenole

Alle erwähnten Substanzen (Anthocyane, Carotinoide, Flavanole) gehören zu den Polyphenolen. Polyphenole sind also keine einheitliche Stoffgruppe, sondern es handelt sich um verschiedene Substanzen, die auf der Struktur des Phenols, eines Rings aus sechs Kohlenstoffatomen, basieren. Polyphenole kommen in allen Pflanzen vor und viele von ihnen gelten als gesundheitsfördernd. Unter anderem schreibt man ihnen Wirkungen gegen Entzündungen, Krebs und Arteriosklerose zu. Manche, wie die Flavonoide und Anthocyane, wirken als Antioxidantien.

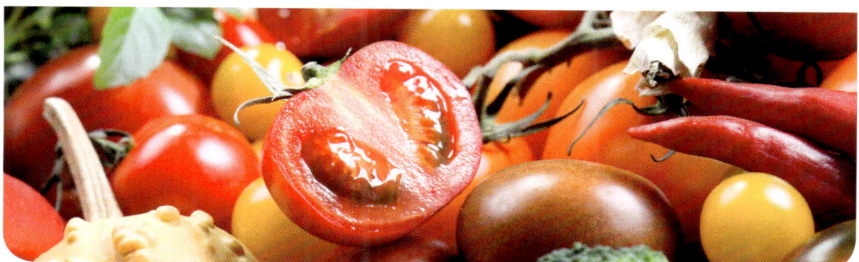

Richtig ernähren – Geistig fit bleiben!

Tabelle 2: Polyphenole und wo sie enthalten sind

Anthocyane	Rote, blaue und violette Obst- und Gemüsesorten
Apigenin	Sellerie, Petersilie, Artischocken, Basilikum
Capsaicin	Chili
Carotinoide	Brokkoli, Kohl, Rosenkohl, Blumenkohl, grünes Gemüse, Salat, Karotten, Tomaten, Kürbis, Melonen, Zitrusfrüchte
Cumarine	Gurken, Petersilie
Curcumin (Kurkumin)	Kurkuma oder Kurkume (Curcuma longa), auch Gelber Ingwer, Safranwurz(el), Gelbwurz(el) oder Gilbwurz(el); Curcumin ist wesentlicher Bestandteil von Currypulver
Cyanidin	Kirschen, Rotkohl
Daidzein	Sojabohnen, Sojaprodukte (Tofu, Sojamilch)
Epicatechingallate	Grüner Tee
Flavanole (Catechine)	Rotwein, Grüner Tee, dunkle Schokolade, Äpfel, Süßkirsche, Aprikose
Flavone	Blattgewürze
Flavonone	Grapefruits, Orangen, Mandarinen
Furfurole	Rote Bete
Genistein	Sojabohnen, Sojaprodukte (Tofu, Sojamilch)
Glucarate	Vollkorngetreide und -produkte, Brokkoli, Kohl, Blumenkohl, Zitrusfrüchte, Tomaten, Pfefferschoten
Hesperitin	Grapefruits, Orangen, Mandarinen
Isoflavone	Leguminosen, Sojabohnen, Sojaprodukte (Tofu, Sojamilch)
Indole	Brokkoli, Kohl, Blumenkohl, Rosenkohl, Kohlrabi
Isothiocyanate	Kohl, Blumenkohl, Brokkoli, Rote Bete
Kampferöl	Endivie
Lignane	Leinsamen, Sojabohnen, Sojaprodukte (Tofu, Sojamilch)
Luteolin	Paprika, Petersilie, Artischocken

Dr. Numbergers Geistig Fit Küche   Iss Dich unvergesslich!

Tabelle 2: Polyphenole und wo sie enthalten sind

Malvidin	Blaue Trauben
Monoterpene	Knoblauch, Kohl, Brokkoli, Rosenkohl, Blumenkohl, Zitrusfrüchte, Petersilie, Karotten, Sellerie, Gurken, Kürbis, Tomaten, Auberginen, Pfefferschoten, Fenchel
Naringenin	Grapefruits, Orangen, Mandarinen
Phenolsäuren	Grünes Gemüse, Karotten, Brokkoli, Kohl, Sellerie, Petersilie, Gurken, Kürbis, Melonen, Zitrusfrüchte, Tomaten, Auberginen, Pfefferschoten
Phthalide	Karotten, Sellerie, Petersilie, Fenchel
Phytate	Sojabohnen, Sojaprodukte (Tofu, Sojamilch), Vollkorngetreide und Vollkornprodukte
Polyacetylene	Fenchel, Sellerie, Petersilie, Karotten
Quercetin	Zwiebeln, Äpfeln, Grünkohl, Brombeeren, Preiselbeeren, Schnittlauch
Sulfide	Knoblauch, Brokkoli, Kohl, Rosenkohl, Blumenkohl, Zwiebeln
Triterpene	Knoblauch, Sojabohnen, Vollkorngetreide, Brokkoli, Rosenkohl, Blumenkohl, Sellerie, Karotten, Tomaten, Gurken, Kürbis, Auberginen, Pfefferschoten

Flavanole

Zu den Flavonoiden gehören unter anderem die farblosen Flavanole. Das sind Verbindungen, die im Organismus als Radikalfänger wirken. Flavanole kommen in unterschiedlichen Formen vor allem in Kakao, Tee und in manchen Früchten (Äpfel, Trauben) vor.

Von den in Kakao (je dunkler desto mehr) enthaltenen Flavanolen ist schon lange bekannt, dass sie den Blutdruck senken und das Risiko für Herzerkrankungen vermindern. Und erst kürzlich erschien eine Studie[54], dass die tägliche Aufnahme von Kakao sogar das Demenz-Risiko senkt. Auch könnten milde kognitive Beeinträchtigungen bei älteren Patienten verbessert werden. (Leider gibt die Studie nicht an, wie viel Kakao man täglich essen muss). Die Leiterin der australischen Studie, Dr. Georgina Crichton, betont: „Selbstverständlich sollte man Schokolade nur als Teil einer gesundheitlich ausgewogenen Ernährung und Lebensweise zu sich nehmen. Und dabei muss man natürlich auf die aufgenommene Kalorienmenge und den persönlichen Kalorienbedarf achten."

Anthocyane

Anthocyane sind wasserlösliche Farbstoffe, die in fast allen höheren Landpflanzen vorkommen. Sie färben Blüten und Früchte intensiv rot, violett oder blau. Reich an Anthocyanen sind zum Beispiel Aronia-, Holunder-, Heidel- und Johannisbeeren sowie Kirschen, blaue Trauben und Rotwein. Es gibt viele verschiedene Anthocyane, deswegen kann man eine Studie mit einem Lebensmittel, das Anthocyane enthält, nicht unbedingt mit einer Studie vergleichen, die ein anderes Lebensmittel mit anderen Anthocyanen untersucht. Was weiß man aber über Anthocyane?

Es gab schon Hinweise aus Experimenten an Tiermodellen, dass die Inhaltsstoffe in Heidelbeeren das Gedächtnis und andere neuronale Funktionen fördern können. Daher vermutete man, dass Blaubeeren vor nachlassender geistiger Leistungsfähigkeit im Alter oder sogar vor Alzheimer schützen könnten. Von einer Forschergruppe um Dr. Robert Krikorian an der University of Cincinnati, USA, sind dazu auch zwei klinische Studien[55] durchgeführt worden.

An der Ersten nahmen 47 Studienteilnehmer im Alter von 68 oder älter teil, die bereits leichte kognitive Einschränkungen zeigten. Das gilt als Risikofaktor für die Entstehung von Alzheimer.

Man untersuchte die Teilnehmer und bildete zwei Gruppen: Die eine aß jeden Tag gefriergetrocknetes Blaubeerpulver (in einer Menge, die etwa einer Tasse frischen Blaubeeren entspricht). Die andere erhielt als Placebo ein wirkungsloses Pulver. Nach 16 Wochen wurden alle Teilnehmer erneut untersucht. Wie sich zeigte, verbesserten sich nur in der „Blaubeer-Gruppe" sowohl das Gedächtnis wie auch die

Leistungen in Wortfindungs- und Planungsaufgaben. Auch bei Untersuchung des Gehirns mit bildgebenden Verfahren zeigte diese Gruppe stärkere neuronale Aktivität als die Placebo-Gruppe.

In einer zweiten Studie untersuchten die gleichen Wissenschaftler 94 Personen zwischen 62 und 80 Jahren, die kognitiv fitter waren als die Teilnehmer der ersten Studie. Jetzt teilten die Wissenschaftler die Versuchspersonen in vier Gruppen ein: 1) Blaubeer-Pulver, 2) Fischöl, 3) Blaubeer-Pulver plus Fischöl und 4) Placebo.

Leider waren die Ergebnisse in diesem Fall nicht so eindeutig wie die der ersten Studie. Zwar zeigten die Gruppen eins und zwei leichte Verbesserungen in den kognitiven Eigenschaften. Auf das Gedächtnis wirkte sich das jedoch kaum aus. Insgesamt waren die Verbesserungen durch Blaubeeren bei Weitem nicht so stark wie in der ersten Studie. Auch bei Untersuchungen mit bildgebenden Verfahren waren kaum Unterschiede zwischen den einzelnen Gruppen nachzuweisen. Wie ist das zu erklären?

Einerseits haben Blaubeeren im Tierversuch eine positive Wirkung auf die Kognition. Auch bei Patienten mit leichten kognitiven Einschränkungen helfen sie. Andererseits sieht man aber keine oder kaum Wirkung, wenn die Versuchspersonen geistig fit sind. Wahrscheinlich haben also Blaubeeren nur dann einen messbaren Effekt, wenn die Probanden bereits Zeichen verringerter mentaler Leistungsfähigkeit zeigen.

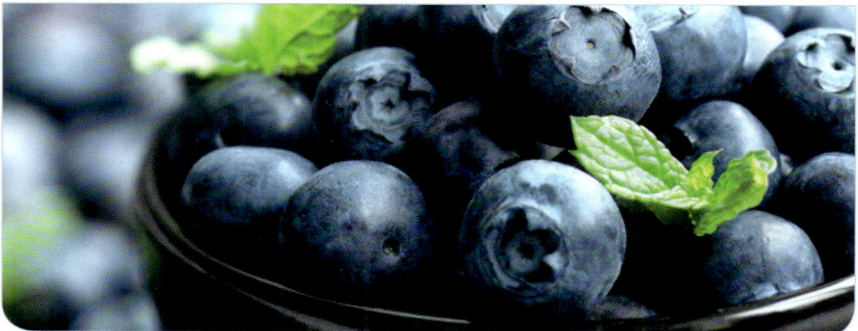

IV. 50 Rezepte für geistige Fitness

Geflügel

Cremiger Hähnchen-Kartoffel-Eintopf mit Zucchini und Porree

Zutaten für 2 Personen

• Hähnchenbrust	2	• Senf	1/2 TL
• Kartoffeln	500 g	• Speisestärke	2 g
• Zucchini	1	• Dill	5 g
• Porree	1 Stange	• Muskatnuss	1 g
• Crème fraîche	75 g		

Zubereitung

Gemüse und Kräuter waschen. Kartoffeln in 5 mm dicke Scheiben schneiden, 500 ml Hühnerbrühe vorbereiten. Hähnchenbrust in 1 EL Olivenöl pro Seite 4–5 Min. anbraten, Kartoffelscheiben dazugeben und noch 1 Min. anbraten, Hühnerbrühe hinzugeben und mit Deck EL 10–15 Min. garen lassen (bis die Kartoffeln weich sind). Speisestärke mit Wasser anrühren, Dill grob hacken, Zucchini in 5 mm dicke Scheiben und Porree in 1 cm dicke Ringe schneiden. Speisestärke in die Pfanne geben und 3–4 Min. köcheln lassen, Zucchini und Porree dazugeben und weitere 3–4 Min. köcheln lassen. Crème fraîche und Senf unter die Soße rühren und mit Muskatnuss, Salz und Pfeffer abschmecken, Dillspitzen unterrühren.

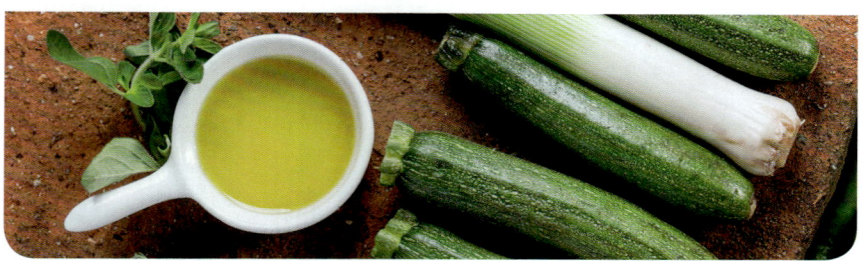

Geflügel

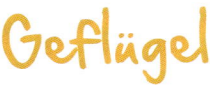

Puten-Mango-Curry mit Koriander-Reis und Pak Choi oder Spinat

Zutaten für 2 Personen

Putenbrust	2	Kokosmilch	100 ml
Basmatireis	150 g	Frühlingszwiebel	1
Mango	½	Koriander	10 g
Pak Choi oder		Currypulver	10 g
Spinat	1 Bund bzw. 100 g		

Zubereitung

Gemüse und Kräuter waschen, Basmatireis in einem Sieb abspülen und in 300 ml kochendes, gesalzenes Wasser geben und kurz aufkochen. Dann bei niedriger Hitze 10 Min. köcheln lassen, vom Herd nehmen und 10 Min. ruhen lassen. Mango schälen, Fruchtfleisch abschneiden und in ca. 1 cm große Würfel schneiden; Pak Choi in Streifen schneiden, Frühlingszwiebel in Ringe schneiden, Putenbrust in 1 cm breite Streifen schneiden, 50 ml Hühnerbrühe vorbereiten. Putenstreifen mit 1 EL Öl in der Pfanne 2–3 Min. anbraten, aus der Pfanne nehmen. Darin 2/3 der Frühlingszwiebeln, Pak Choi/Spinat, Mangowürfel und Currypulver 1–2 Min. anbraten mit Kokosmilch und Hühnerbrühe ablöschen, Pute wieder dazugeben und 10 Min. weiterköcheln lassen. Reis auflockern, Koriander unterheben, alles auf dem Teller anrichten und mit dem Rest der Frühlingszwiebeln garnieren.

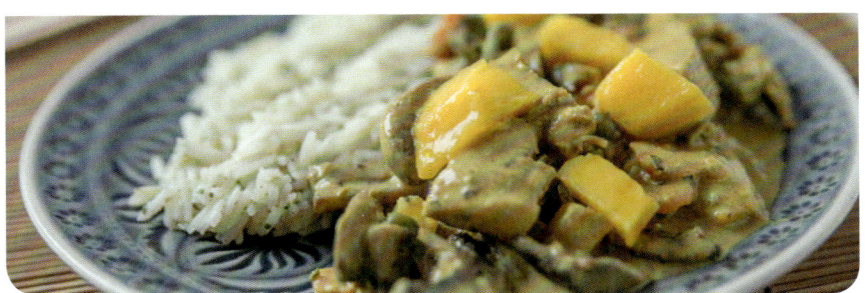

Geflügel

Hähnchenspieße mit Couscous-Salat und zitronigem Joghurt

Zutaten für 2 Personen

•	Hähnchenbrustfilets	2	• Unbehandelte Zitrone	1
•	Couscous	150 g	• Magermilchjoghurt	200 g
•	Grüne Bohnen	150 g	• Rosmarin	2 Zweige
•	Eiertomaten	200 g	• Glatte Petersilie	1 Bund
•	Rote Zwiebel	½	• Cashewkerne	25 g

Zubereitung

Gemüse und Kräuter waschen, Bohnen in 3 cm lange Stücke schneiden, in einem Topf 3–4 Min. weich garen, dann abgießen, aber Kochwasser aufbewahren. Couscous in 225 ml Bohnenkochwasser geben und zugedeckt 15 Min. stehen lassen, Petersilienblätter fein hacken, Tomaten grob hacken, Zwiebel fein würfeln. Couscous auflockern und Petersilie, Tomaten, Zwiebeln, Bohnen und Saft aus ½ Zitrone unterheben und mit Salz und Pfeffer abschmecken. Fleisch mit Frischhaltefolie bedecken und flach klopfen, Zitronenschale über dem Fleisch abreiben, Rosmarinnadeln abzupfen grob hacken und über das Fleisch streuen, salzen, pfeffern und mit 1 TL Öl beträufeln. Jeweils 3 Holzspieße längs in das Fleisch stecken, Fleisch mit 1 EL Öl in der Pfanne 8–10 Min. braten, dabei regelmäßig wenden. Für den Dip den restlichen Zitronensaft mit Joghurt verrühren, mit Salz und Pfeffer abschmecken. Cashewkerne in der Pfanne anrösten, dann grob hacken. Fleischspieße auseinanderschneiden, auf dem Teller anrichten. Zuerst das Fleisch in den Dip, dann in die Cashewkerne tunken.

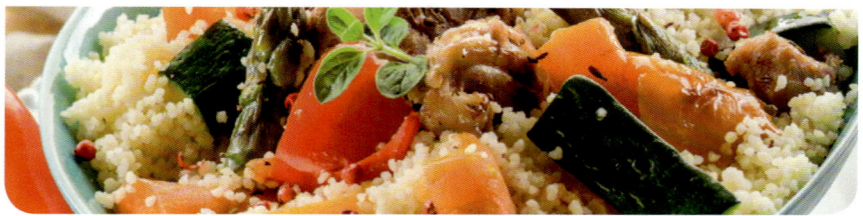

Geflügel

Hähnchen Stroganoff
mit Pilzen und eingelegten Zwiebeln

Zutaten für 2 Personen

- Hähnchenschenkel (ohne Haut)   4
- Naturreis   150 g
- Baby-Spinat   100 g
- Braune Champignons   150 g
- Rote Zwiebel   ½

- Knoblauchzehe   1 kleine
- unbehandelte Zitrone   ½
- Paprikapulver   ½ TL
- Glatte Petersilie   einige Stängel
- Saure Sahne   100 g

Zubereitung

Reis in 300 ml kochendem, gesalzenem Wasser ca. 10–15 Min. garen, dann 10 Min. ruhen lassen, auflockern und mit Pfeffer würzen. Petersilienblätter abzupfen und grob hacken, Champignons in dünne Scheiben schneiden, Knoblauch schälen. Zwiebel schälen, in dünne Ringe schneiden, mit Essig, Petersilie und einer Prise Salz vermischen. Fleisch in 2 cm breite Streifen schneiden, mit Paprikapulver, 1 EL Öl, geriebener Zitronenschale, Salz und Pfeffer vermischen. Pilze mit 1 EL Öl und gepresstem Knoblauch 4 Min. in der Pfanne braten, die Hälfte der eingelegten Zwiebeln dazugeben und eine Min. mit braten, auf einen Teller geben. Fleisch in der Pfanne 5–6 Min. gut anbraten und durchgaren. Pilz-Zwiebel-Mischung dazugeben und dünsten, saure Sahne untermischen, Zitronensaft hinzugeben und mit Salz und Pfeffer abschmecken.

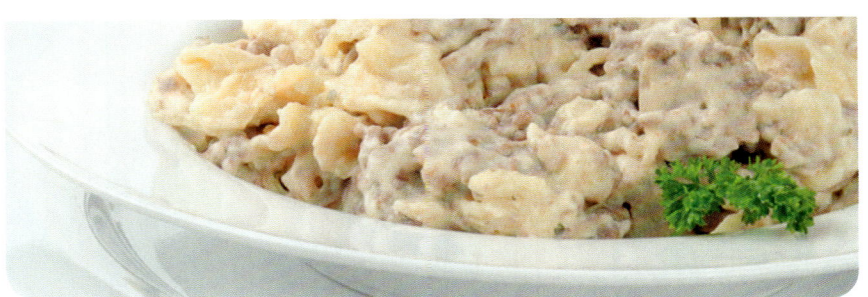

Geflügel

Putenbrust mit Mozzarella und buntem Ofengemüse

Zutaten für 2 Personen

•	Putenbrust	2	• Mozzarella	125 g
•	Rosenkohl	300 g	• Frühlingszwiebel	1
•	Hokkaidokürbis	1 (klein)	• Knoblauchzehe	½
•	Tomate	1	• Thymian	10 g

Zubereitung

Gemüse und Kräuter waschen, Backofen auf 200 °C (Ober-/Unterhitze), 180 °C (Umluft) vorheizen. Tomate halbieren und in dünne Streifen schneiden, Frühlingszwiebel in Ringe schneiden. Die Putenbrust schräg im Abstand von 2 cm einschneiden, sodass Fächer entstehen; Tomaten- und Mozzarellascheiben in die Zwischenräume stecken, mit ½ der Frühlingszwiebeln bestreuen, mit Salz und Pfeffer würzen. Gefächerte Pute auf der mittleren Schiene im Backofen etwa 30–35 Min. garen. Äußere Blätter vom Rosenkohl entfernen und die Rös- chen halbieren. Kürbis halbieren, entkernen und in ca. 1,5 cm große Würfel schneiden; Rosenkohl und Kürbiswürfel in einer Schüssel mit 2 EL Olivenöl, gepresstem Knoblauch, Thymianzweig, Salz und Pfeffer vermischen. Das Ge- müse für 20 Min. auf das Backblech zu den Putenfächern geben und garen. Dann Thymianzweig entfernen und anrichten.

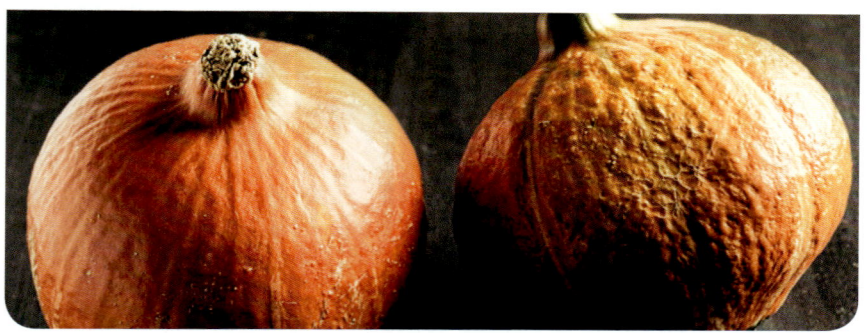

Geflügel

Zart gebratene Hähnchenbrust mit cremigem Porreegemüse und scharfen Linsen

Zutaten für 2 Personen

• Hähnchenbrust	2		• Crème fraîche		75 g
• Karotte	1		• Rote Chili	nach Geschmack	
• Staudensellerie	1 Stange		• Thymian		10 g
• Porree	1 Stange		• Salbei		10 g
• Braune Linsen	1 Dose				

Zubereitung

Gemüse und Kräuter waschen, Karotte schälen, Karotte und Sellerie in kleine Würfel schneiden, Chili halbieren und in feine Stücke schneiden, Porree in 5 mm breite Ringe schneiden. Thymian und Salbei grob hacken, Karotten, Porree, Chili nach Geschmack, Thymian und Salbei in einer Pfanne mit 1 EL Öl ca. 8 Min. braten, mit Salz würzen. Dann Linsen abspülen und zum Gemüse geben, 1 gestrichenen TL Gemüsebrühe in 4 EL Wasser auflösen und mit Crème fraîche zum Gemüse geben, mit Salz und Pfeffer abschmecken und bei niedriger Hitze köcheln lassen. Hähnchenfilets in einer Pfanne mit 1 EL Öl 4 Min. pro Seite braten und mit dem Gemüse auf einem Teller anrichten.

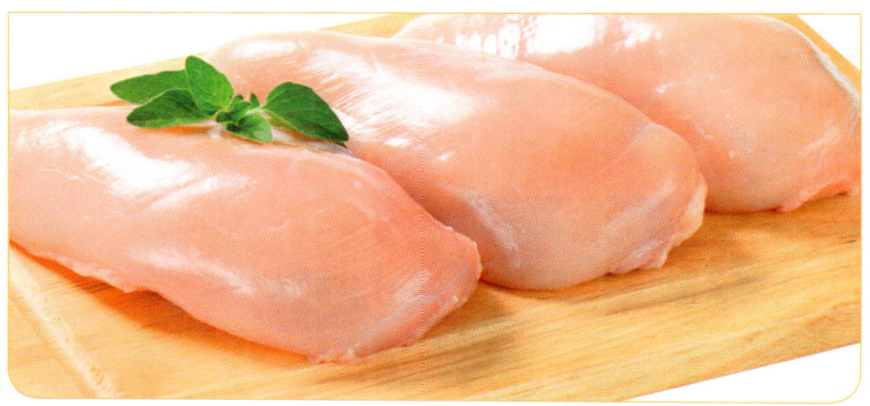

Geflügel

Hähnchenbrust
in Oliven-Tomatensoße

Zutaten für 2 Personen

•	Hähnchenbrust	2	•	Knoblauchzehe	1
•	Kartoffeln	400 g	•	Thymian	5 g
•	Brokkoli	1 (klein)	•	Rosmarin	1 Zweig
•	Schalotten	2	•	Ahornsirup	20 ml
•	Schwarze Oliven	50 g	•	Balsamicoessig	2 EL
•	Gehackte Tomaten	1 Dose	•	Chilisoße	nach Geschmack

Zubereitung

Gemüse und Kräuter waschen, Ofen auf 200 °C (Ober-/Unterhitze) 180 °C (Umluft) vorheizen. Kartoffeln je nach Größe vierteln oder achteln, Brokkoli in Röschen schneiden, Schalotten in Ringe schneiden, Knoblauch abziehen, Oliven halbieren. Hähnchenbrust salzen und in einer Pfanne mit 1 EL Olivenöl 2 Min. pro Seite scharf anbraten, in eine Auflaufform legen. Schalottenringe, Thymian- und Rosmarinzweig in der Pfanne 2 Min. anbraten, Knoblauch dazupressen, mit Balsamicoessig ablöschen. Gehackte Tomaten, Olivenhälften, Ahornsirup und Chilisoße dazugeben, mit Salz und Pfeffer abschmecken, Soße über das Hähnchen in die Auflaufform geben und im Ofen auf der mittleren Schiene ca. 15 Min. garen. Kartoffelspalten in kochendem, gesalzenem Wasser 10 Min. kochen, nach 3 Min. Brokkoliröschen im Sieb über den Kartoffeln dämpfen. Vor dem Servieren Rosmarin- und Thymianzweig aus der Auflaufform herausnehmen.

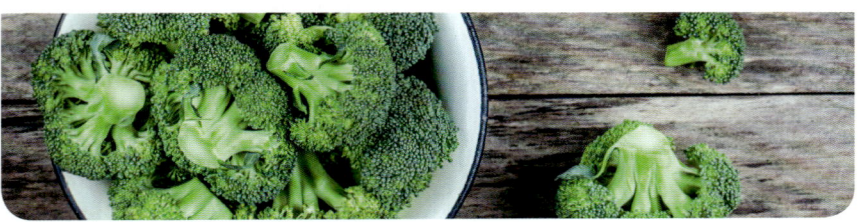

Geflügel

Hähnchenpfanne süßsauer

Zutaten für 2 Personen

•	Hähnchenbrustfilet	2	•	Weißweinessig	6 ml
•	Basmatireis	150 g	•	Sojasoße	20 ml
•	Frühlingszwiebel	2	•	Ahornsirup	1 TL
•	Zwiebel	1	•	Sesam	10 g
•	Rote Paprika	1	•	Speisestärke	15 g
•	Ketchup	30 ml			

Zubereitung

Gemüse waschen, Hähnchenbrustfilets in 1 cm breite Stücke schneiden, mit Speisestärke bestreuen und mit Salz und Pfeffer würzen. Reis in einem Sieb waschen und in einem Topf mit 300 ml kochendem, gesalzenem Wasser ca. 10 Min. köcheln lassen, dann 10 Min. weiterziehen lassen. Frühlingszwiebel in feine Ringe schneiden, Zwiebel halbieren und in Spalten schneiden, Paprika halbieren und in ca. 2 cm große Stücke schneiden, Sesam in einer Pfanne anrösten. 2/3 der Frühlingszwiebeln, Zwiebelspalten und Hähnchenstücke in einer Pfanne mit 1 EL Öl für 3–5 Min. anbraten, Paprikawürfel 1 Min. mitbraten. Dann 200 ml Wasser, Ketchup, Weißweinessig, Sojasoße und 1 TL Ahornsirup unterrühren und 5 Min. einköcheln lassen, mit Salz und Pfeffer abschmecken. Reis auflockern, darüber die Hähnchenpfanne geben und mit dem Sesam und dem Rest der Frühlingszwiebeln bestreuen.

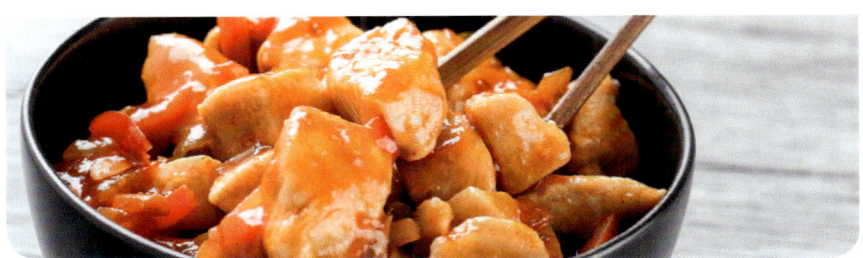

Geflügel

Puten-Gemüse-Spieße mit Kokossojasoße

Zutaten für 2 Personen

Putenbrust	2		Kokosmilch	250 ml
Basmatireis	150 g		Sojasoße	40 ml
Zwiebel	1		Ahornsirup	1 EL
Zucchini	1		Sesam	20 g
Frühlingszwiebel	2		Lange Holzspieße	4
Knoblauchzehe	½			

Zubereitung

Gemüse und Kräuter waschen, Ofen auf 220 °C (Ober-/Unterhitze) 200 °C (Umluft) vorheizen. Zwiebel halbieren, und die Hälften jeweils vierteln, Zucchini in 1,5 cm Scheiben schneiden und mit den Zwiebeln, ½ EL Olivenöl, Salz und Pfeffer vermischen. Reis in einem Sieb ausspülen und in kochendem, gesalzenem Wasser ca. 10 Min. köcheln lassen, dann 10 Min. weiterruhen lassen. Putenbrust in mundgerechte Stücke schneiden, Zucchini, Zwiebel und Putenstück abwechselnd auf die Spieße stecken, die Spieße in eine Pfanne mit 1 EL Öl ca. 2 Min. anbraten dann im Backofen auf mittlerer Schiene 10–12 Min. fertig garen. Sesam in einer Pfanne anrösten Frühlingszwiebel in feine Ringe schneiden, Knoblauch in einen Topf pressen, Kokosmilch, Sojasoße und 1 EL Ahornsirup hinzufügen und 5–6 Min. unter Rühren zu einer cremigen Soße einkochen lassen. Alles auf einem Teller anrichten, mit Frühlingszwiebeln und Sesam bestreuen.

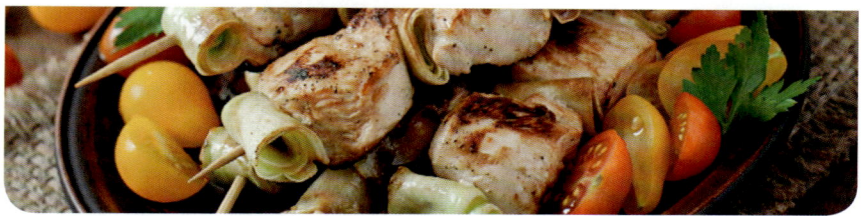

Geflügel

Warmer Hühnchen-Grapefruit-Salat

Zutaten für 2 Personen

• Hühnchen	200 g	• Weißweinessig	150 ml
• Grapefruit	1	• Zucker	50 g
• Zwiebel	1	• Brunnenkresse	1 Box
• Salatherzen	2	• Olivenöl	1 EL

Für das Dressing

• Olivenöl	2 EL	• Grober Senf	1 gehäufter TL
• Weißweinessig	2 TL	• Honig/Ahornsirup	1 TL

Zubereitung

Gemüse waschen, Hühnchen kochen und in Stücke schneiden; Zwiebel dünn schneiden, Zucker und Essig in einer Pfanne unter Rühren vermischen, bis der Zucker sich aufgelöst hat, dann aufkochen. Die heiße Zucker-Essig-Mischung über die Zwiebel geben und ca. 0,5–1 Stunde marinieren lassen (je länger, desto intensiver der Geschmack). Salatblätter mit der Kresse in eine große Schüssel geben, Dressing anrühren und unter den Salat heben. Die Hühnchenstücke in einer Pfanne anbraten, bis sie knusprig werden, die Grapefruit schälen und in Stücke schneiden. Auf einem Teller schön anrichten, die Zwiebeln obenauf legen.

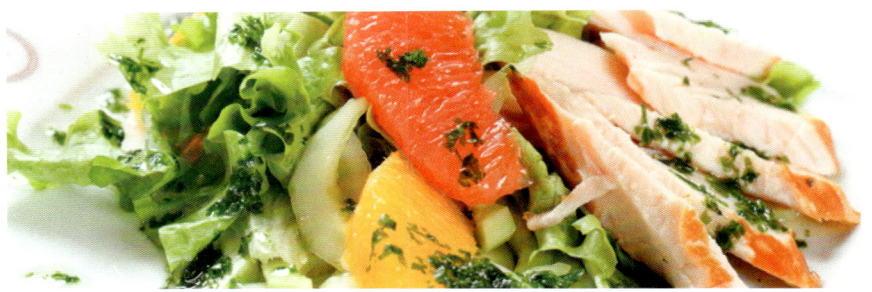

Geflügel

Zitroniges Hühnchen

Zutaten für 2 Personen

- Hühnerkeule 4
- Unbehandelte Zitronen 2
- Zwiebel (klein) 1
- Knoblauchzehe 1
- Honig 1 TL

Zubereitung

Haut von den Keulen entfernen, Ofen auf 200 °C (Ober-/Unterhitze) 180 °C (Umluft) vorheizen. Eine Zitrone entsaften, die andere schälen. Von der geschälten Zitrone die weißen Fasern entfernen und die Schale dann cm-große Stücke schneiden. Zwiebel grob hacken. Knoblauch pressen und beides mit den Zitronenschalen und dem Honig in eine Auflaufform geben. Diese Marinade mit Salz und Pfeffer würzen. Die Hühnerkeulen mehrmals tief einschneiden, in die Auflaufform geben und kräftig mit der Marinade vermengen. Dann abdecken und ein paar Stunden oder über Nacht im Kühlschrank ziehen lassen. Im Ofen 45–60 Min. rundum braun backen. Dazu passen Nudeln, Kartoffeln oder der Puy-Linsensalat mit Ziegenkäse (Seite 100).

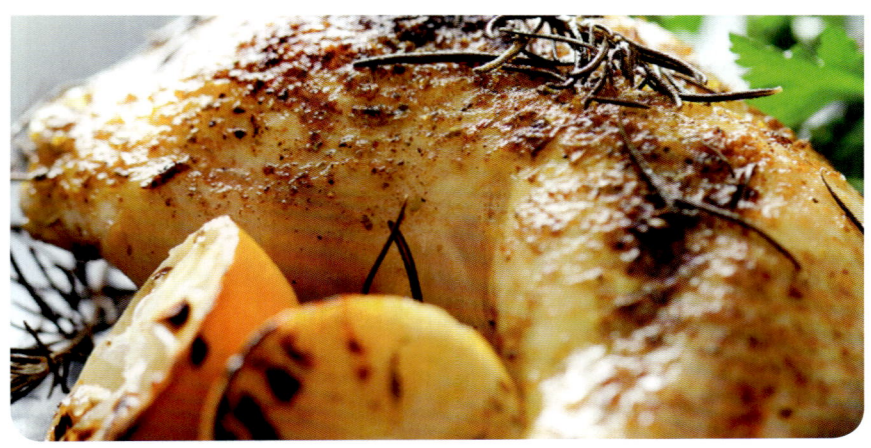

Fisch

Zutaten für 2 Personen

•	Lachsfilet	1	•	Rote Linsen	40 g
•	Magermilch	350 ml	•	Thymianzweig	2
•	Gemüsebrühe	350 ml	•	Petersilie	40 g
•	Lauch	1	•	Brunnenkresse	30 g
•	Kartoffel	1			

Zubereitung

Gemüse und Kräuter waschen, den Lachs mit Milch und Thymian in der Pfanne 2–4 Min pochieren, dann den Fisch aus der Pfanne nehmen. Lauch in feine Ringe schneiden, Kartoffel in feine Würfel schneiden und zusammen mit der Fischbrühe, Gemüsebrühe, Linsen in einem Topf 30 Min. weichkochen. Den Lachs grob zerkleinern und in die Fischsuppe mit Petersilie und einem Großteil der Brunnenkresse einrühren, mit Salz und Pfeffer abschmecken, mit wenig Brunnenkresse garnieren und servieren.

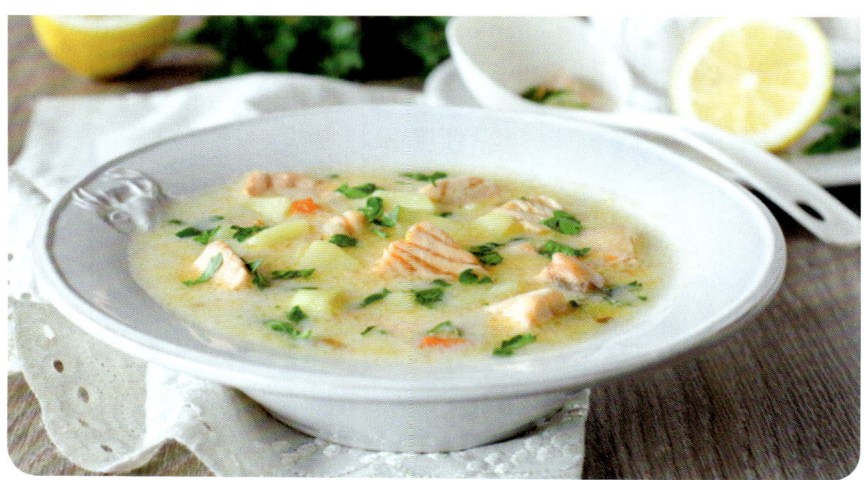

Fisch

Gebackener Lachs mit Gemüse

Zutaten für 2 Personen

- Lachsfilet   2 je 150 g
- Kichererbsen   100 g
- Kartoffeln   4
- Kleine Süßkartoffel   1
- Zwiebel   1

- Paprika   1
- Spinat   halbe Handvoll
- Koriander   halbe Handvoll
- Teriyaki- oder Sojasoße   1 EL
- Olivenöl   1 EL

Zubereitung

Gemüse und Kräuter waschen, Backofen auf 220 °C (Ober-/Unterhitze), 200 °C (Umluft) vorheizen. Süßkartoffel würfeln, Zwiebel in Spalten schneiden, Paprika fein würfeln, Kartoffeln in dünne Scheiben schneiden, dann alles zusammen in einen Bräter geben, einen EL Teriyaki (oder Sojasoße) und Olivenöl drüber träufeln, mit Salz und Pfeffer würzen und gleichmäßig mischen, dann im Ofen 30 Min. rösten. Kichererbsen unterrühren und den Lachs obenauf platzieren, nochmals würzen und nochmals etwas Teriyakisoße und Olivenöl dazugeben und für 12 Min. weiter backen. Dann den Lachs vorsichtig herunternehmen und den Spinat unterheben. Lachs auf dem Gemüsebett servieren, mit gehacktem Koriander garnieren.

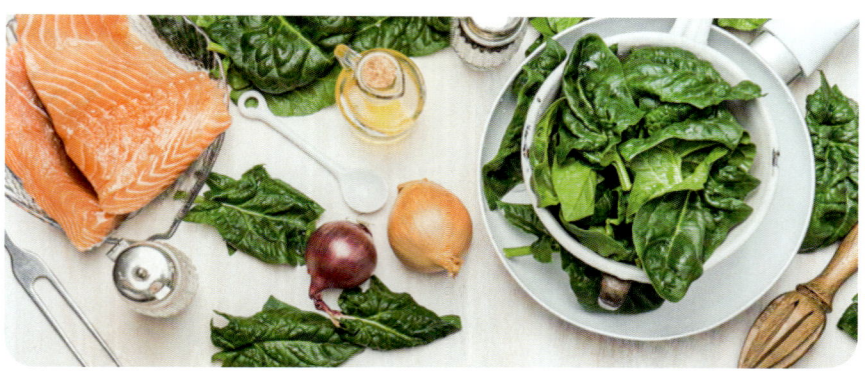

Fisch

Lachs mit Ingwer und Honig

Zutaten für 2 Personen

•	Lachsfilet	2 je 150 g	• Sojasoße	1 EL
•	Frühlingszwiebeln	2	• Honig	1 TL
•	Frischer Ingwer	2,5 cm Stück	• Sesamkörner	1 TL

Zubereitung

Backofen auf 200 °C (Ober-/Unterhitze), 180 °C (Umluft) vorheizen. Jeweils ein Filet auf eine eingefettete, etwas größere Alufolie legen (soll später eine Tasche bilden). Ingwer und Frühlingszwiebel fein schneiden, Sojasoße und Honig mischen, Sesamkörner hinzugeben. Alles über dem Fisch verteilen und die Alufolie zu einer Tasche verschließen. Im Ofen ca. 15 Min. backen, dann anrichten.

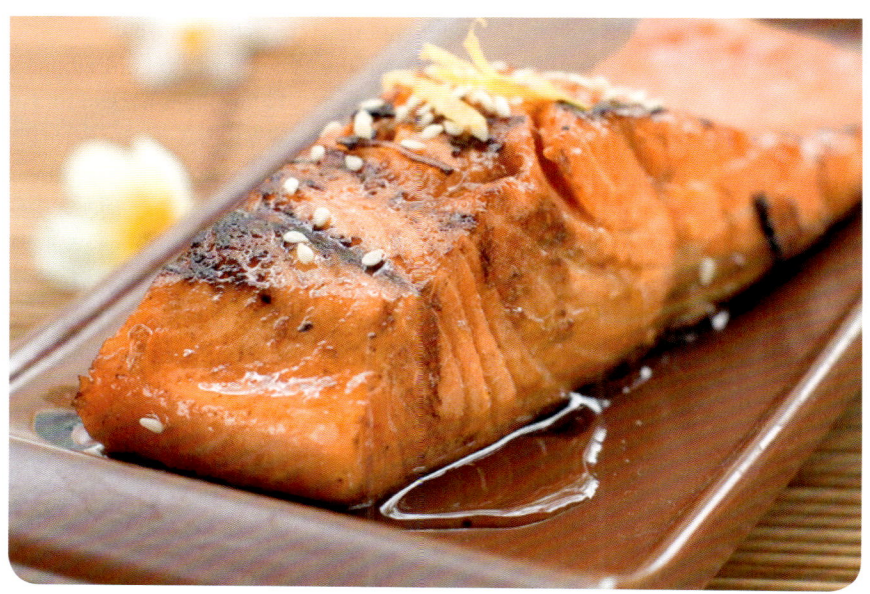

Fisch

Scharfe Makrele
mit rauchigen Kichererbsen

Zutaten für 2 Personen

- Makrelen   2
- Gestoßene Kumin- und Koriandersamen jeweils ½ TL
- Kurkuma   ½ TL
- Chiliflocken nach Geschmack
- Olivenöl   1 TL

Für die rauchigen Kichererbsen

- Kichererbsen   200 g
- Schalotte   1
- Gehackte Tomaten   120 g
- Geräucherten Paprika   ˙ TL
- Knoblauchzehe   1
- Weißwein   25 ml
- Zitronen   1
- Gemüsebrühe   100 ml
- Kumin   1 TL
- Petersilie   10 g

Zubereitung

Gemüse und Kräuter waschen, Makrelen mehrmals einschneiden, Samen mit Kurkuma, Chili und Olivenöl vermischen und die Makrelen damit einreiben. Zitronenschale abreiben und Zitrone auspressen. Schalotte fein hacken und in einer Pfanne anbraten, gepressten Knoblauch, Kumin und geräuchertes Paprikapulver hinzugeben, dann Weißwein und die Zitronenschale unterrühren. Nach kurzer Zeit die Brühe und die Kichererbsen hinzufügen und 20 Min. köcheln lassen. Die Makrelen in einer Pfanne mit der Haut nach unten 3 Min. anbraten, sodass die Haut knusprig wird, dann wenden und vorsichtig 2 Min. die andere Seite anbraten. Petersilie hacken und mit dem Zitronensaft unter die Kichererbsen rühren. Gemüse auf Teller aufteilen und mit den Makrelen anrichten.

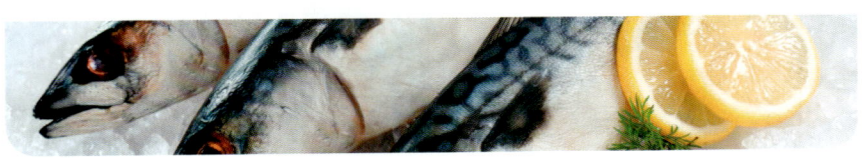

Fisch

Zutaten für 2 Personen

•	Thunfischsteaks	150 g	•	Zwiebel	1 kleine
•	Kleine Kartoffeln	160 g	•	Anchovis	10 g
•	Grüne Bohnen	50 g	•	Schwarze	
•	Ei	1		Oliven	halbe Handvoll
•	Rucola	50 g	•	Olivenöl	1 EL
•	Kirschtomaten	8			

Für das Dressing

•	Basilikum	paar Blätter	•	Zitronensaft	1 EL
•	Knoblauchzehe	1	•	Olivenöl	2 EL

Zubereitung

Gemüse und Kräuter waschen, Ei hart kochen, schälen und vierteln. Kartoffeln ca. 20 Min. weich kochen, die letzten 5 Min. die Bohnen hinzugeben, dann abschrecken und die Kartoffeln in Viertel schneiden. Den Thunfisch pfeffern und mit Olivenöl beträufeln und in einer Pfanne 2 Min. pro Seite scharf anbraten, dann in Teile zerlegen. Alle Zutaten für das Dressing in einer Schale vermischen, dann die anderen Zutaten unterrühren und etwas ziehen lassen.

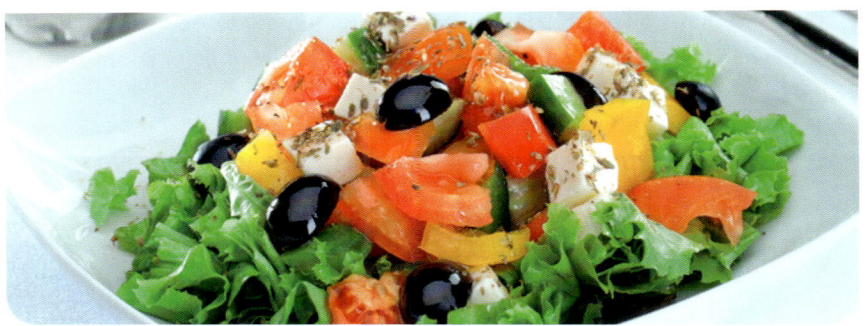

Mit (rotem) Fleisch

Schweinesteaks glasiert mit Zitronengras und Ingwer

Zutaten für 2 Personen

•	Schweinelachs	2	•	Ingwer	20 g
•	Basmatireis	150 g	•	Sojasoße	20 ml
•	Chinakohl	1	•	Zitrone	1
•	Frühlingszwiebel	1	•	Olivenöl	1 EL
•	Zitronengras	1 Stange	•	Edelsüßes Paprikapulver	1 TL

Zubereitung

Backofen auf 160 °C (Ober-/Unterhitze); 140 °C (Umluft) vorwärmen. Reis in einem Sieb abspülen, in einen Topf mit 300 ml kochendes, gesalzenes Wasser geben, aufkochen und bei niedriger Hitze 10 Min. köcheln, dann 10 Min. ruhen lassen. Zitronengras von äußeren Blättern befreien, fein hacken, Ingwer schälen und fein reiben, Sojasoße, Zitronengras, Ingwer, Honig und 50 ml Wasser vermischen. Zitronenschale abreiben, Chinakohl halbieren, Strunk herausschneiden, in feine Streifen schneiden, Frühlingszwiebel in Ringe schneiden. Schweinelachs in einer Pfanne mit 1 EL Bratöl 1–2 Min. pro Seite anbraten, mit Sojasoßenmischung ablöschen und 2–3 Min. einkochen lassen, bis Soße am Fleisch haftet. Fleisch in Auflaufform geben und im Backofen 6–8 Min. fertig garen. Chinakohl mit 1 EL Olivenöl in der Pfanne bei mittlerer Hitze anbraten, Paprikapulver und Zitronenabrieb dazugeben und mit 50 ml Wasser ablöschen, 3–4 Min. weiter garen lassen und dann Bratensaft des Schweinelachses dazugeben. Reis, Chinakohl und Schweinelachs auf einem Teller anrichten und mit Frühlingszwiebel garnieren.

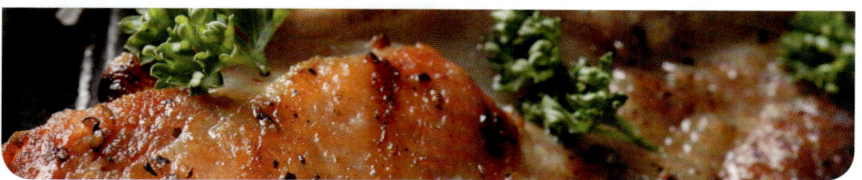

Mit (rotem) Fleisch

Lamm provencalisch

Zutaten für 2 Personen

•	Lammfleisch	250 g	• Rinderbrühe	275 ml
•	Zwiebel	1	• Rotwein	100 ml
•	Paprika	1	• Knoblauchzehe	1
•	Gehackte Tomaten	150 g	• Tomatenmark	1 EL
•	Pilze	75 g	• Lorbeerblatt	1
•	Mehl	20 g		

Zubereitung

Gemüse und Kräuter waschen, Backofen auf 200 °C (Ober-/Unterhitze), 180 °C (Umluft) vorheizen, Lammfleisch in 2–3 cm Würfel schneiden, dann alle Seiten mit Mehl bepudern. Einen Bräter mit Bratöl heiß werden lassen und dann die Lammwürfel kurz scharf anbraten und wieder herausnehmen. Zwiebel fein schneiden, Paprika in Stifte schneiden Pilze in grobe Scheiben schneiden; Zwiebel und gepressten Knoblauch im Bräter anbraten, dann Lamm und (außer den Pilzen) alle anderen Zutaten, in den Bräter geben, kurz aufkochen und für eine Stunde im Ofen backen. Nach einer Stunde die Pilze hinzugeben, die Temperatur auf 165°C senken und weitere 30–40 Min. im Ofen lassen. Auf einem Teller anrichten und mit Kartoffelpüree, grünem Gemüse oder Salat genießen.

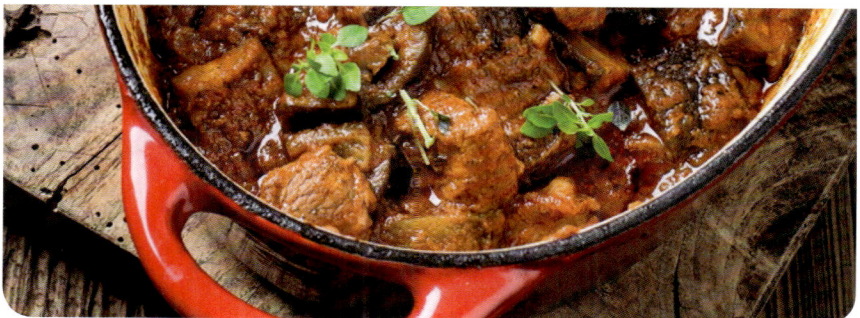

Mit (rotem) Fleisch

Leber Berliner Art

Zutaten für 2 Personen

Kalbsleber	200 g	
Äpfel	350 g	
Zwiebel	1	
Gehackte Tomaten	200 g	

Speckstreifen	1
Salbeiblätter	3
Rinderbrühe	125 ml

Zubereitung

Ofen auf 200 °C (Ober-/Unterhitze), 180 °C (Umluft) vorheizen. Äpfel und Zwiebel in dünne Scheiben, Leber und Speck in mundgroße Stücke schneiden. Ein Drittel der Äpfel und Zwiebeln in einem Bräter verteilen. Darauf die Salbeiblätter, die Hälfte der Leber, des Specks und der Tomaten verteilen. Mit einer Schicht Äpfel und Zwiebel belegen und das übrige Fleisch obenauf legen. Die Brühe einfüllen und dann im Ofen eine Stunde bedeckt kochen lassen. Den Deckel abnehmen und offen nochmals 20 Min. im Ofen lassen, damit der Speck knusprig wird.

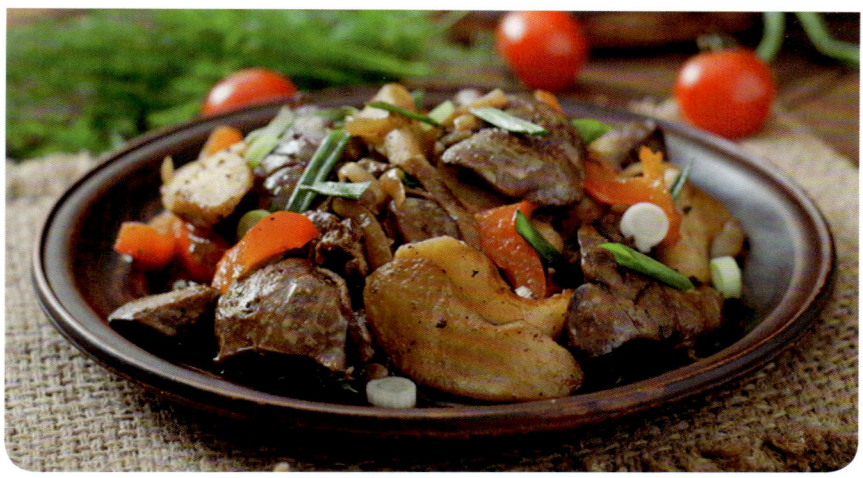

Mit (rotem) Fleisch

Wild-Schokoladen-Kasserolle

Zutaten für 2 Personen

- Wild (Reh oder Hirsch) 350 g
- Zwiebel   2 kleine
- Sellerie   2 Stangen
- Karotten   3
- Pilze   175 g
- Rauchspeck   50 g
- Dunkle Schokolade   20 g
- Rotwein   175 ml
- Rinderbrühe   125 ml
- Mehl   2 EL
- Knoblauchzehen   2
- Rosmarin
- Thymian
- Lorbeerblatt   1
- Johannisbeergelee   1 EL

Zubereitung

Gemüse und Kräuter waschen, Ofen auf 185 °C (Ober-/Unterhitze), 170 °C (Umluft) vorheizen. Speck würfeln, dann in einem Bräter anbraten, das Wild in Würfel schneiden und mit Mehl bestäuben. Das Fleisch in dem Bräter von allen Seiten anbraten und wieder herausnehmen. Zwiebel würfeln, Sellerie in Ringe schneiden, Karotten würfeln, Pilze vierteln, Schokolade reiben; Knoblauch, Zwiebel, Sellerie, Karotten und Pilze in dem Bräter anbraten, dann die Kräuter und Lorbeerblätter hinzufügen, Speck und Fleisch auch mit in den Bräter geben. Rotwein und Brühe hinzugeben, salzen und pfeffern, aufkochen und 90 Min. im Ofen zugedeckt lassen. Fleisch und Gemüse aus dem Bräter nehmen und warmhalten, die Flüssigkeit aufkochen und Johannisbeergelee einrühren, unter Rühren die Schokolade mit hineingeben, dann Fleisch dazugeben und wieder aufwärmen. Auf einem Teller anrichten und mit Knödeln, Kartoffelpüree und Rotkohl oder grünem Gemüse servieren.

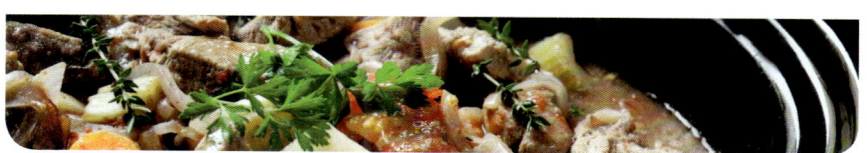

Ohne Fleisch

Spaghetti mit schwarzen Oliven

Zutaten für 2 Personen

•	Spaghetti	160 g	•	Frisches Basilikum	15 g
•	Tomaten	300 g	•	Knoblauchzehe	1
•	Schwarze Oliven (mit Stein)	6–10	•	Olivenöl	2 EL
			•	Parmesan	10 g

Zubereitung

Spaghetti in kochendem, gesalzenem Wasser nach Packungsangabe bissfest garen; Tomaten klein schneiden, Oliven platt drücken und Steine entfernen, zu den Tomaten geben, Basilikumblätter abzupfen und zu den Tomaten geben, ein paar für die Dekoration übrig lassen. Knoblauch hinzu pressen und Olivenöl zugeben. Alle Zutaten zu einer stückigen Salsa vermischen, mit Salz und schwarzem Pfeffer abschmecken. Spaghetti abgießen und mit der Salsa in einer Schüssel vermischen. Auf Teller verteilen und mit geriebenem Parmesan bestreuen.

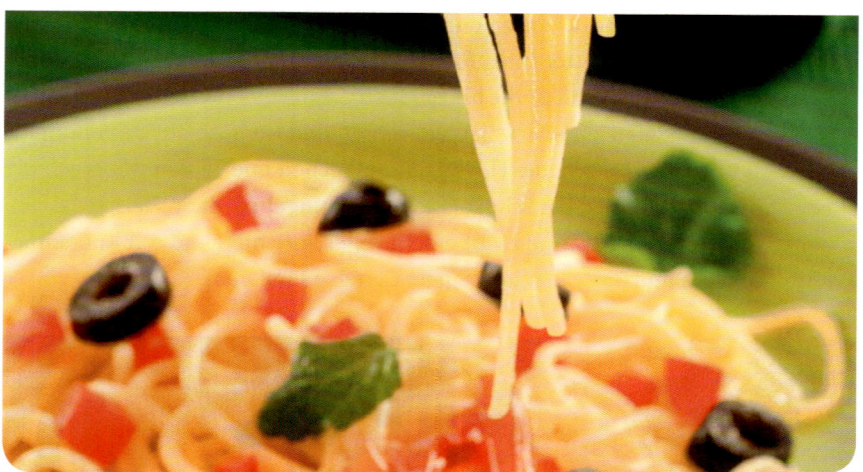

Ohne Fleisch

Spaghetti mit zitroniger Blumenkohlsoße

Zutaten für 2 Personen

Blumenkohl	1 (klein)
Spaghetti	250 g
Frühlingszwiebel	1
Panko- oder Paniermehl	20 g

Unbehandelte Zitrone	1
Basilikum	10 g
Pinienkerne	5 g
Parmesan	20 g

Zubereitung

Obst, Gemüse und Kräuter waschen, Blumenkohl in kleine Röschen aufteilen, Strunk klein schneiden. Zitronenschale abreiben, dann Zitrone halbieren und auspressen. Spaghetti in einem Topf mit Salz nach Packungsangabe bissfest kochen, Blumenkohl in einem anderen Topf 10–12 Min. weich garen (Kochwasser aufheben). Frühlingszwiebel in feine Ringe schneiden, Hartkäse reiben, Basilikumblätter grob hacken. Pinienkerne, Pankomehl und Zitronenabrieb 3–4 Min. rösten, ¾ der Blumenkohlröschen mit 250 ml Kochwasser zu Püree verarbeiten, Rest zusammen mit den Frühlingszwiebeln unterheben, etwas Zitronensaft hinzugeben und mit Salz und Pfeffer abschmecken. Spaghetti abgießen und mit der Blumenkohlscße anrichten und mit Hartkäse, Pinienkernstreuseln und gehacktem Basilikum bestreuen.

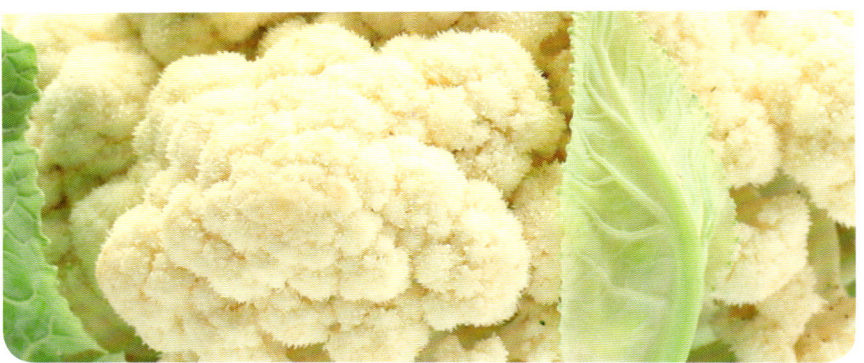

Ohne Fleisch

Süßkartoffelsuppe mit Ziegenfrischkäse

Zutaten für 2 Personen

• Süßkartoffel	1
• Kartoffel	1
• Karotten	2
• Zwiebel	1
• Orange	1

• Knoblauchzehe	1
• Ingwer	2 cm
• Kreuzkümmel	Messerspitze
• Petersilie	kleiner Strauß
• Ziegenfrischkäse	150 g

Zubereitung

Obst, Gemüse und Kräuter waschen, Süßkartoffel, Kartoffel und Karotten schälen und in grobe Stücke schneiden. Zwiebel und Knoblauch fein hacken, Ingwer schälen und würfeln, Orange auspressen und 600 ml Gemüsebrühe vorbereiten. Zwiebel, Knoblauch, Ingwer und Kreuzkümmel mit Öl anbraten; Kartoffel, Süßkartoffel und Karotten zugeben und 2 Min. braten. Mit Orangensaft und Gemüsebrühe ablöschen und das Gemüse 12–15 Min. weich kochen, Petersilienblätter abzupfen und fein hacken. Sobald das Gemüse weich ist, einen gehäuften EL Ziegenfrischkäse hinzugeben und mit einem Pürierstab zu einer Suppe pürieren, mit Salz und Pfeffer abschmecken. Suppe in Teller abfüllen und mit Kürbiskernen und Petersilie garnieren.

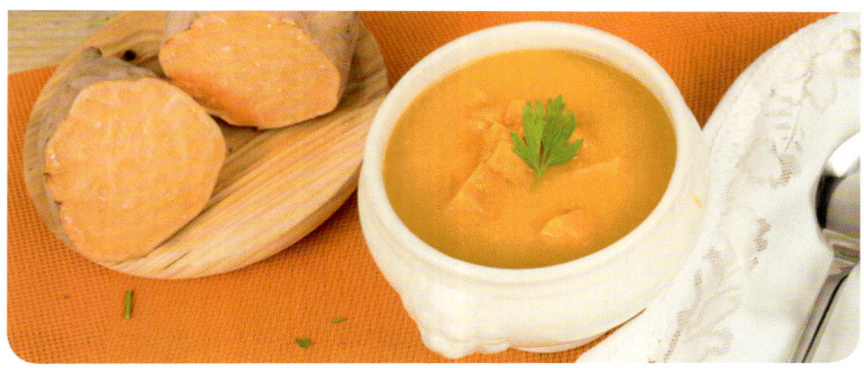

Ohne Fleisch

Zutaten für 2 Personen

•	Frische Tortellini	400 g	• Zitrone	1
•	Zucchini	1	• Knoblauchzehe	1
•	Mandeln	10 g	• Rote Chili	nach Geschmack
•	Schalotte	1	• Parmesan-Flocken	10 g

Zubereitung

Obst und Gemüse waschen, Mandeln in einer Pfanne rösten, dann grob hakken. Zucchini grob raspeln, Knoblauch und Schalotte fein würfeln, Zitrone und Chili halbieren, Chilihälften in feine Streifen schneiden. Tortellini in kochendem, gesalzenem Wasser nach Packungsangabe kochen. Knoblauch und Schalotten in einer Pfanne mit 1 EL Öl anbraten, Zucchiniraspeln nach einer Minute dazugeben und ca. 5 Min. weiterbraten, mit Salz und Pfeffer abschmecken. 100–150 ml Kochwasser von den Tortellini mit dem Zucchini-Gemüse-Mix zu einer Soße pürieren und auf die Nudeln geben. Mit Hartkäse bestreuen.

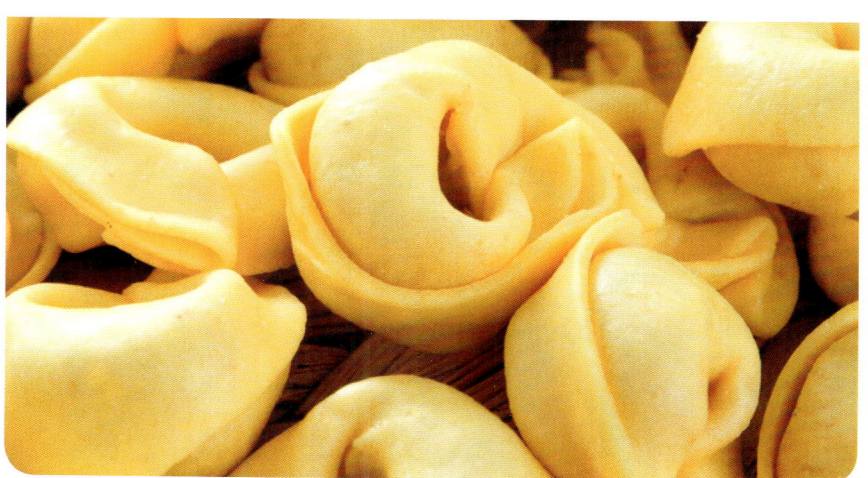

Ohne Fleisch

Schupfnudeln mit Gemüse

Zutaten für 2 Personen

•	Schupfnudeln	400 g	•	Knoblauchzehe	1
•	Süßkartoffel	1	•	Chili	nach Geschmack
•	Zwiebel	1	•	Salbei	10 g
•	Paprika	1	•	Pinienkerne	10 g
•	Tomaten	2	•	Geriebener Käse	50 g

Zubereitung

Gemüse und Kräuter waschen, Süßkartoffel schälen und in 2 cm Würfel schneiden, in einem Topf mit kochendem, gesalzenen Wasser ca. 8 Min. kochen. Pinienkerne in einer Pfanne rösten. Zwiebel in Spalten schneiden, Chili halbieren und in dünne Ringe schneiden, Paprika in 1 cm Würfel schneiden, Tomaten halbieren und in Spalten schneiden, Knoblauch enthäuten. Schupfnudeln in einer Pfanne 6–8 Min. anbraten und auf einem Teller warmhalten. Zwiebel, Chili (nach Wunsch), Paprika, Tomaten und gepressten Knoblauch in der Pfanne 5–7 Min. anbraten und mit Salz und Pfeffer abschmecken. Salbeiblätter grob hacken, gekochte Süßkartoffeln und Salbei in die Pfanne geben und untermischen. Gemüse über die Schupfnudeln geben und mit Käse und Pinienkerne bestreuen.

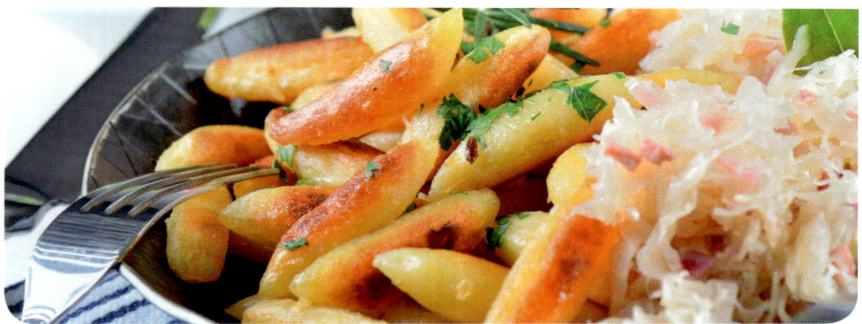

Ohne Fleisch   Weißkohl-Nudeln mit Walnüssen

Zutaten für 2 Personen

Bandnudeln	300 g	Petersilie/Majoran	je 5 g
Weißkohl	½	Gemahlener Kümmel	1 g
Zwiebel	1	Körniger Senf	17 g
Sauerrahm	100 g	Kresse und/oder	
Knoblauchzehe	1	Hartkäse	zum Bestreuen
Walnüsse	5 g		

Zubereitung

Gemüse und Kräuter waschen, Weißkohl achteln und in Rauten schneiden, Zwiebel in Streifen schneiden, Peters lie Majoran und Walnüsse grob hacken, 50 ml Gemüsebrühe vorbereiten. Nudeln in einem Topf mit gesalzenem Wasser nach Packungsangabe kochen. Zwiebel 1–2 Min. in einer Pfanne mit Öl anschwitzen, Knoblauch dazupressen, Kohl, Kümmel und Wallnüsse dazugeben und ca. 2 Min. weiterbraten, mit der Gemüsebrühe ablöschen und abgedeckt 5–6 Min. garen. Sauerrahm und Senf unter das Gemüse heben, Petersilie und Majoran einrühren und dann mit den Nudeln vermischen. Auf Teller verteilen und mit Kresse und/oder Hartkäse bestreuen.

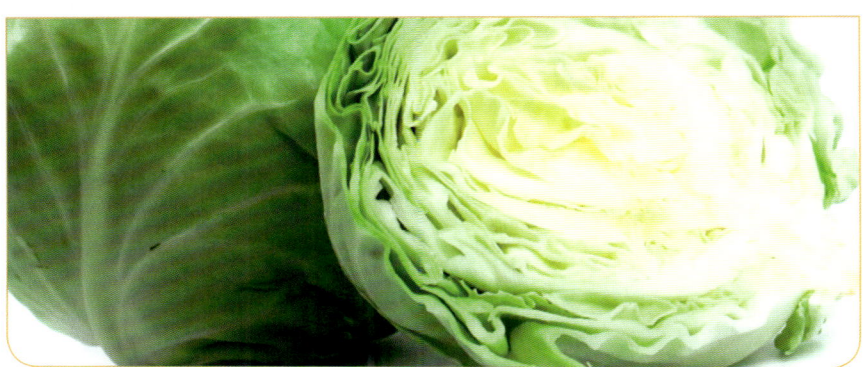

Ohne Fleisch

Gnocchi mit Mandelpesto

Zutaten für 2 Personen

•	Gnocchi	350 g	•	Basilikum	30 g
•	Kirschtomaten	250 g	•	Blanchierte	
•	Grüne Bohnen	50 g		Mandelkerne	20 g
•	Knoblauchzehe	1	•	Hartkäse	20 g

Zubereitung

Gemüse und Kräuter waschen, Mandeln in einer Pfanne goldbraun rösten und in ein hohes Gefäß geben, Knoblauch dazu pressen, Basilikumblätter, 10 g Käse und 2 EL Olivenöl dazugeben und mit einem Mixstab zu einem Pesto pürieren. Mit Salz und Pfeffer würzen. Tomaten halbieren und im Pesto zerdrücken und vermischen. Bohnenenden abschneiden und in 3 cm Stücke schneiden dann ca. 4 Min. weich kochen. Gnocchi 2–3 Min. garen, bis sie schwimmen. Pesto und Bohnen zusammen mit etwas Kochwasser mit den Gnocchi vermischen, sodass diese vom Pesto überzogen sind. Dazu passt zum Beispiel Rucolasalat.

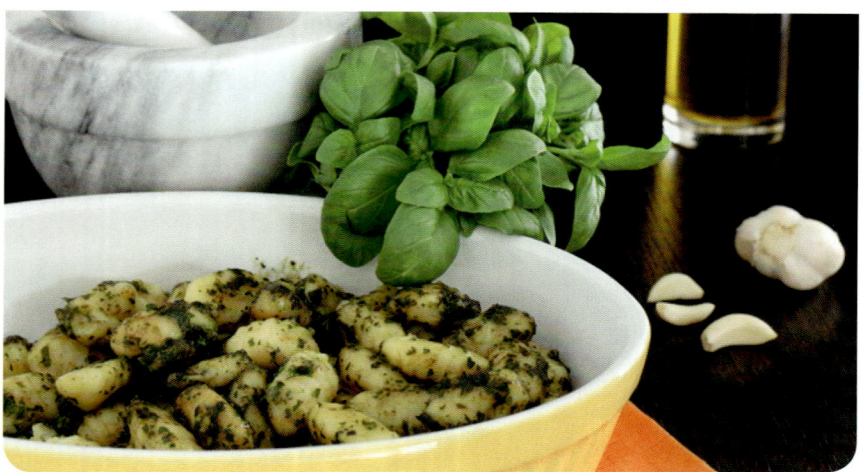

Ohne Fleisch

Erdnusseintopf
mit Gemüse und Fladenbrot

Zutaten für 2 Personen

•	Grüne Bohnen	100 g	•	Erdnüsse	20 g
•	Basmatireis	150 g	•	Erdnussbutter	45 g
•	Zwiebel	1	•	Knoblauchzehe	1
•	Karotten	2	•	Chili	nach Geschmack
•	Tomaten	2			

Zubereitung

Gemüse waschen, Ofen auf 200 °C (Ober-/Unterhitze) 180 °C (Umluft) vorheizen, 500 ml Gemüsebrühe vorbereiten. Zwiebel und Chili halbieren und in feine Ringe schneiden, Karotten schälen, halbieren und in dünne Stifte schneiden, Tomaten in Spalten schneiden, Bohnenenden abschneiden, Bohnen halbieren. Reis in 300 ml gesalzenem, kochendem Wasser bei mittlerer Hitze in geschlossenem Topf 10 Min. kochen, dann zur Seite stellen. Zwiebelringe in einem Topf mit 2 EL Olivenöl andünsten, Chili (nach Geschmack), gepresster Knoblauch, Karottenstifte, Bohnen und Erdnussbutter hinzufügen und mit Gemüsebrühe ablöschen, ca. 10 Min. köcheln lassen, dann Tomatenspalten hinzufügen und 5 Min. weiterköcheln lassen und mit Salz und Pfeffer abschmecken. Erdnüsse in einer Pfanne rösten und dann grob hacken, Reis auf Teller verteilen, Erdnusseintopf darüber gießen, mit Erdnüssen bestreuen.

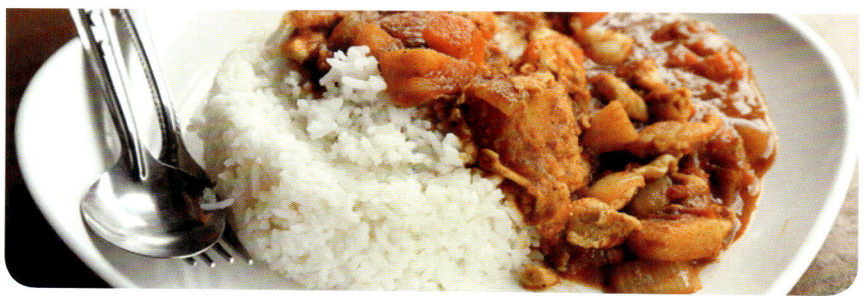

Ohne Fleisch

In Mandeln panierter Fetakäse mit Gemüsesalat

Zutaten für 2 Personen

• Zucchini	1	
• Kirschtomaten	150 g	
• Porree	1 Stange	
• Fetakäse	150 g	
• Mandelblättchen	20 g	
• Schwarze Oliven	50 g	

• Knoblauchzehe	1	
• Weißbrot	1	
• Basilikum		
• Petersilie		
• Schnittlauch	je ca. 10 g	
• Balsamicoessig	1 EL	

Zubereitung

Gemüse und Kräuter waschen, Ofen auf 220 °C (Ober-/Unterhitze), 200 °C (Umluft) vorheizen. Enden der Zucchini abschneiden, längs halbieren und 1 cm Stücke schneiden, Tomaten halbieren, Porree in 5 mm breite Ringe schneiden, alles auf ein Backblech legen, mit 1 EL Olivenöl, Salz und Pfeffer vermischen, auf mittlerer Schiene 15–20 Min. backen. Fetakäse in vier gleich große Stücke schneiden, in einen Teller Mehl wenden, dann in einem Teller Milch wenden, zum Schluss mit Mandelblättchen panieren. Käsestücke zum Gemüse geben und 7–8 Min. mitbacken. Oliven halbieren, Brot in 1 cm große Würfel schneiden, mit Knoblauch zum Gemüse geben und ca. 5 Min. mitbacken. Basilikum und Petersilie fein hacken, Schnittlauch in Röllchen schneiden und mit 2 EL Olivenöl, Balsamicoessig, etwas Salz und Pfeffer zu einem Dressing verrühren. Ofengemüse, Brotwürfel und Oliven unter das Dressing heben, auf einem Teller anrichten, darauf die Käsestücke platzieren.

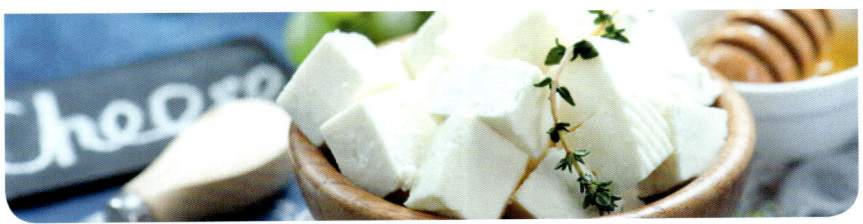

Ohne Fleisch

Kandierter
Rote-Bete-Avocadosalat

Zutaten für 2 Personen

• Junge Rote Bete	175g	
• Avocado	1	
• Schalotte	1	

• Petersilie oder Schnittlauch	1 Bund	
• Kresse	zum Garnieren	

Für das Dressing

• Knoblauchzehe	1
• Senf	1 EL
• Honig	1 EL

• Balsamicoessig	2 EL
• Oliven- oder Walnußöl	4 EL

Zubereitung

Gemüse und Kräuter waschen, Rote Bete in einem Topf ca. 40–50 Min. weich kochen, danach abkühlen lassen, schälen und in Spalten schneiden (alternativ vorgekochte kaufen und in Spalten schneiden). Avocado halbieren, entkernen, Schale entfernen und in Spalten schneiden, Petersilie oder Schnittlauch fein hacken. Knoblauch pressen und mit Honig, Senf und Balsamico vermischen, Öl unterrühren und mit Salz und Pfeffer abschmecken. Rote Bete und Avocadospalten auf einem Teller anrichten, Dressing drüber gießen und mit Kresse garnieren.

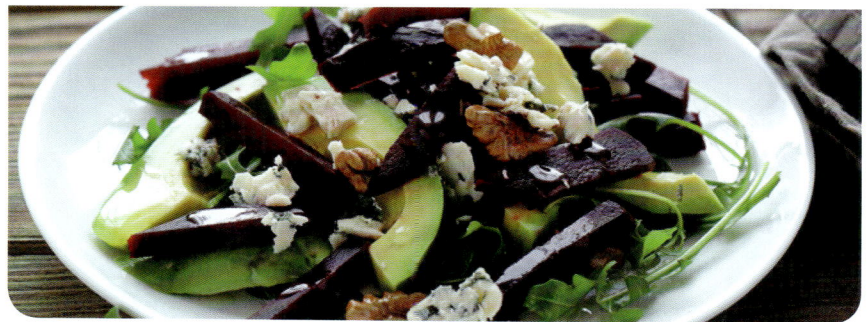

Ohne Fleisch

Auberginen-Tomaten-Gratin

Zutaten für 2 Personen

• Aubergine	1	• Lorbeerblatt	1
• Kirschtomaten	200 g	• Balsamicoessig	1 TL
• Zwiebel	1	• Olivenöl	2 EL
• Anchovis	1–2	• Thymian oder Oregano	1 TL
• Knoblauchzehe	1	• Parmesan	15 g

Zubereitung

Gemüse und Kräuter waschen, Ofen auf 200 °C (Ober-/Unterhitze), 180 °C (Umluft) vorheizen; Zwiebel und Knoblauch in feine Würfel schneiden und in einer Pfanne mit Öl leicht anbraten. Tomaten in grobe Würfel schneiden, mit den Anchovis und Lorbeerblättern in die Pfanne geben und 20–30 Min. köcheln lassen, gegen Ende Essig hinzugeben und abschmecken. Währenddessen die Aubergine in cm dicke Scheiben schneiden, mit Olivenöl bestreichen und im Ofen 10–15 Min. goldbraun backen. Die Auberginenscheiben als Boden in eine Auflaufform legen und die Tomatensoße, gemischt mit dem gehackten Thymian/Oregano auf den Auberginen gleichmäßig verteilen. Mit Parmesan bestreuen und 10–15 Min. im Ofen backen.

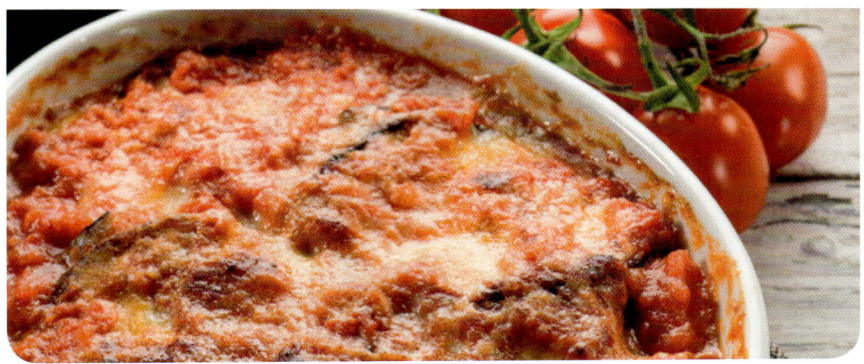

Ohne Fleisch

Zutaten für 2 Personen

• Rote Paprika	2	• Knoblauchzehe	2
• Tomaten	2	• Olivenöl	1 EL
• Anchovis	4	• Basilikumblätter	einige

Zubereitung

Gemüse und Kräuter waschen, Ofen auf 200 °C (Ober-/Unterhitze), 180 °C (Um-luft) vorheizen. Aus den Paprika Stil und Kerngehäuse herausschneiden und die Paprika in eine Auflaufform stellen, Tomaten in einer Schüssel mit kochendem Wasser übergießen und 1–2 Min. stehen lassen, damit die Schale sich vom Fruchtfleisch löst, abgießen dann schälen und in Viertel schneiden und in die Paprika füllen. Knoblauch in dünne Scheiben schneiden und mit den gehackten Anchovis über die Tomaten in die Paprika verteilen. Alles mit Olivenöl beträufeln, mit Pfeffer würzen und 30–40 Min. im Ofen backen. Basilikumblätter zerpflücken und über den angerichteten Paprikahälften verteilen.

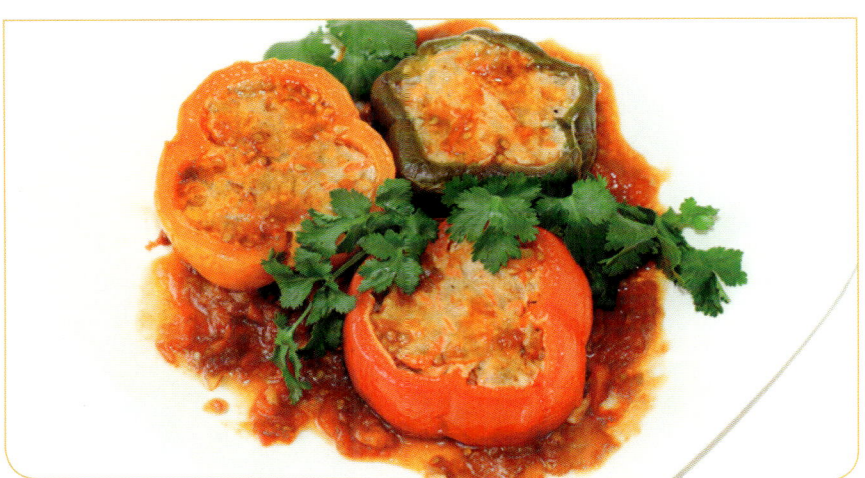

Ohne Fleisch

Blumenkohl-Cashew-Suppe

Zutaten für 2 Personen

- Blumenkohl ½
- Zwiebel 1
- Gemüsebrühe 500 ml
- Knoblauchzehe 1

- Cumin 1 TL
- Cashewkerne Handvoll
- Schnittlauch halbe Handvoll
- Olivenöl 1 EL

Zubereitung

Gemüse waschen, Zwiebel grob hacken und mit dem gepressten Knoblauch ca. 5 Min. in einem Topf anbraten, Cumin hinzugeben und eine Min. weiterkochen. Blumenkohl in Röschen teilen, mit 400 ml der Gemüsebrühe in den Topf geben und 15–18 Min. kochen, bis der Blumenkohl weich ist. Den weich gekochten Blumenkohl mit den Cashewkernen und dem Rest der Gemüsebrühe zu einer Suppe pürieren, dann leicht erhitzen. Schnittlauch in Ringe schneiden, Suppe in Teller füllen, mit Schnittlauch garnieren.

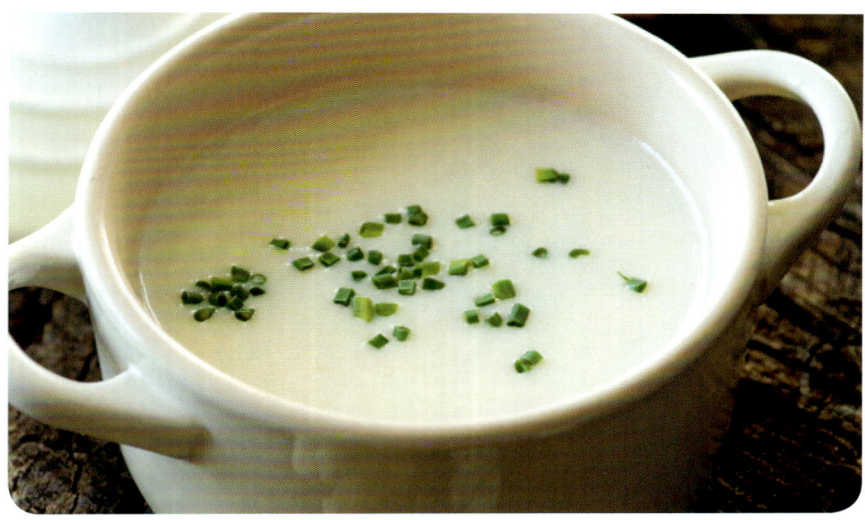

Ohne Fleisch

Rote Gemüsesuppe

Zutaten für 2 Personen

- Tomaten   200 g
- Paprika   1
- Zwiebel   1
- Karotte   1
- Kidneybohnen   100 g
- Brauner oder Wildreis   15 g

- Gemüsebrühe   500 ml
- Knoblauchzehe   1
- Oregano   1 TL
- Petersilie   10 g
- Worcestershire-Soße   1 EL
- Olivenöl   1 EL

Zubereitung

Gemüse und Kräuter waschen, Paprka, Zwiebel und Knoblauch hacken, Karotte schälen und in dünne Scheiben schneiden, dann in einem Topf kurz anbraten. Tomaten würfeln, mit Oregano, Kidney-Bohnen, Brühe, Reis und Worcestershire-Soße in den Topf geben und ca. 20 Min. köcheln lassen, dabei immer wieder umrühren. Petersilie grob hacken und am Schluss unter die Suppe rühren.

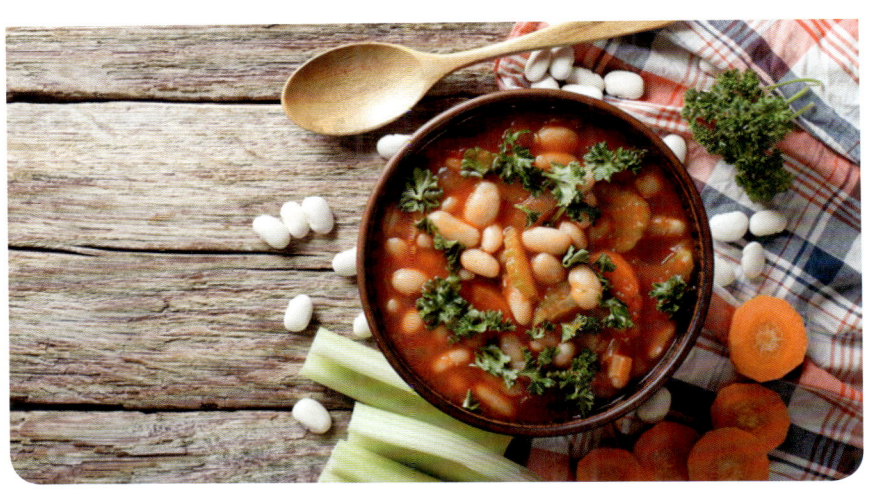

Ohne Fleisch

Feine Pilzsuppe

Zutaten für 2 Personen

•	Frische oder gefrorene Pilze	300 g	• Getrocknete Tomaten	20 g
•	Sellerie	1 Stange	• Thymian	10 g
•	Karotte	1	• Gemüsebrühe	300 ml
•	Lauch	1	• Magermilch	150 ml
			• Olivenöl	1 TL

Zubereitung

Gemüse und Kräuter waschen, Ofen auf 200 °C (Ober-/Unterhitze), 180 °C (Umluft) vorheizen. Sellerie, Karotte und Lauch schneiden und in einem Topf ca. 10 Min. mit etwas Öl weich braten. Die Pilze putzen, ein paar schöne weglegen, den Rest hacken und mit den getrockneten Tomaten, Thymian, Milch, Brühe in den Topf geben, dann 15 Min. köcheln lassen. Die zurückgelegten Pilze mit Olivenöl und Thymian auf einem Blech mit Pfeffer 15 Min. backen. Suppe pürieren, in einem Teller mit den Ofenpilzen anrichten.

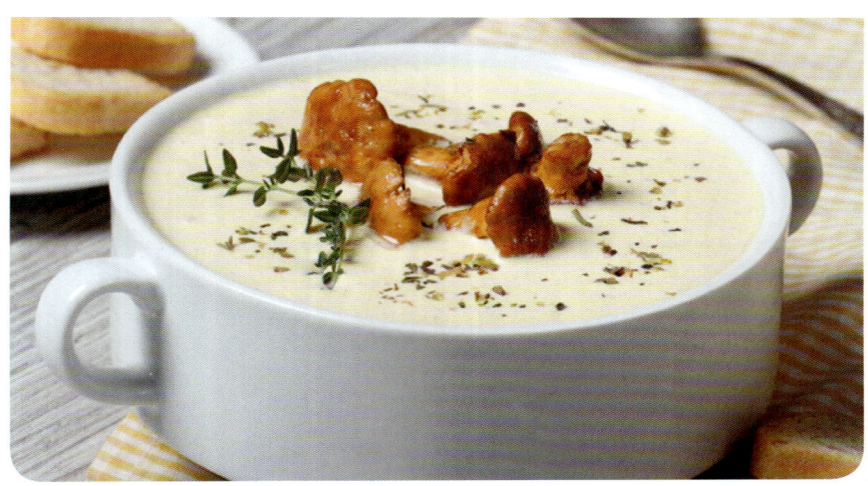

Ohne Fleisch

Griechischer Salat

Zutaten für 2 Personen

•	Kleine Salatherzen	2	
•	Rucola	50 g	
•	Gurke	1 halbe	
•	Kirschtomaten	200 g	
•	Gemüsezwiebel	1	
•	Kernlose rote Trauben	150 g	

- Feta-Käse 150 g
- Schwarze und/oder grüne Oliven 75 g
- Frische Minze 20 g
- Olivenöl 1 EL
- Zitrone 1

Zubereitung

Gemüse und Salat waschen, Salatblätter ablösen und auf einem Teller anrichten, Rucola darauf verteilen. Gurke der Länge nach halbieren und die Kerne entfernen, dann vierteln und in Stücke schneiden, Zitronenschale reiben und Zitrone entsaften. Gurken mit den restlichen Zutaten vermischen und auf dem Salat-/Rucolabett anrichten.

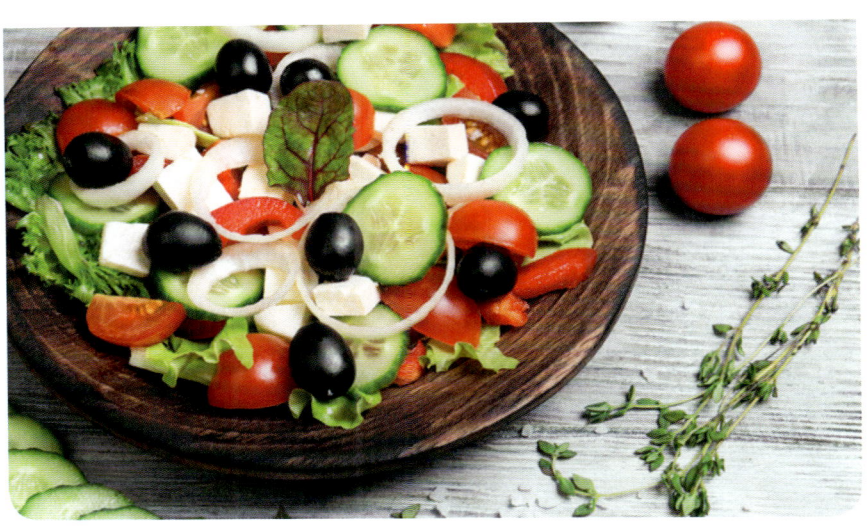

Ohne Fleisch

Linsensalat mit Ziegenkäse

Zutaten für 2 Personen

- Linsen .... 175 g
- Getrocknete Tomaten .... 25 g
- Eingelegte Paprika .... 25 g
- Ziegenkäse .... 25 g

- Zitrone 1
- Olivenöl .... 1 TL
- Frische Minze oder
  Petersilie .... 10 g

Zubereitung

Gemüse und Kräuter waschen, Linsen mit geriebener Zitronenschale in einer Pfanne mit der doppelten Menge Wasser aufkochen und mit Deckel 15–18 Min. köcheln lassen. Zitrone entsaften, mit Olivenöl und den Linsen vermischen, Tomaten und Paprika in kleine Stücke schneiden und auch untermischen. Den abgekühlten Salat auf einem Teller anrichten und mit dem zerbröselten Käse bestreuen. Minze oder Petersilie klein hacken und damit garnieren.

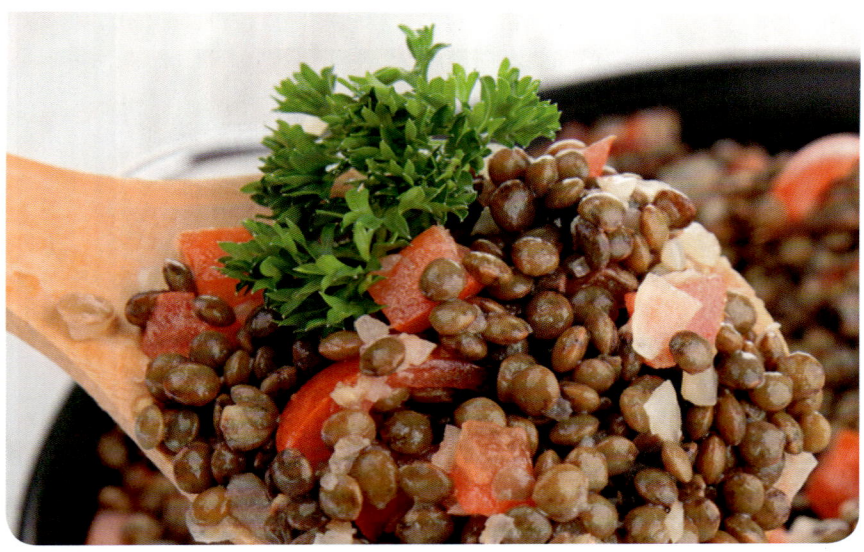

Ohne Fleisch

Gebackener Gemüse-Getreide-Salat

Zutaten für 2 Personen

•	Süßkartoffel	1	•	Knoblauchzehe	1
•	Zucchini	1 kleine	•	Cumin	½ TL
•	Schalotten	2	•	Minze	1 EL
•	Frühlingszwiebel	1	•	Limone	1
•	Quinoa	50 g	•	Olivenöl	1 EL
•	Bulgur	50 g	•	Kürbiskerne	1 EL
•	Rucola	Handvoll			

Zubereitung

Gemüse und Kräuter waschen, Ofen auf 200 °C (Ober-/Unterhitze), 180 °C (Umluft) vorheizen. Süßkartoffel und Zucchini in mundgroße Stücke schneiden, Schalotten vierteln und alles mit Olivenöl, Cumin und Knoblauch mischen, dann 20–25 Min. im Ofen backen. Währenddessen Quinoa und Bulgur nach Anleitung kochen, Frühlingszwiebel in dünne Ringe schneiden, Minze fein hacken, Bulgur und Quinoa in eine Schüssel, mit Rucola, Frühlingszwiebel, Minze und Limonensaft geben und mischen, dann vorsichtig das Gemüse unterheben. Auf Tellern anrichten und mit Kürbiskernen garnieren.

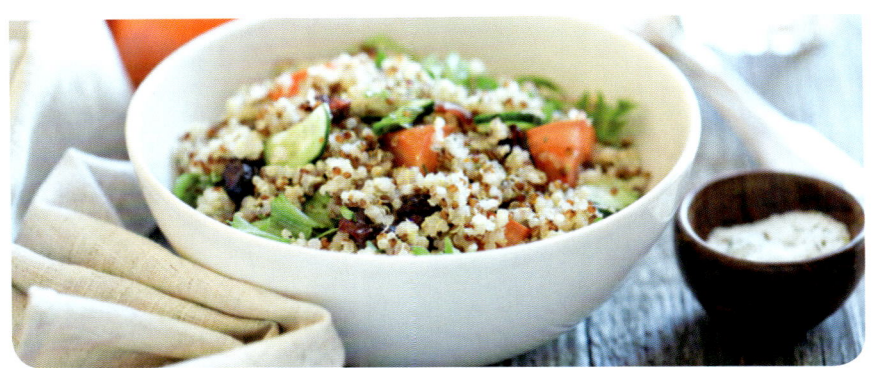

Ohne Fleisch

Geröstete Gemüse Frittata

Zutaten für 2 Personen

•	Aubergine	1 kleine	•	Ital. Kräuter	½ TL
•	Zucchini	1 kleine	•	Eier	4
•	Gelbe Paprika	1	•	Magermilch	100 ml
•	Rote Bete	1	•	Petersilie	handvoll
•	Zwiebel	1	•	Olivenöl	1 EL
•	Champignons	75 g	•	Käse ihrer Wahl	zum
•	Kirschtomaten	75 g		Überbacken	

Zubereitung

Gemüse und Kräuter waschen, Ofen auf 220 °C (Ober-/Unterhitze), 200 °C (Umluft) vorheizen. Zwiebel in Spalten, Rote Bete, Aubergine und Zucchini in kleine Würfel schneiden, Paprika fein hacken, Tomaten und Pilze halbieren. Zwiebel, Aubergine, Zucchini, Paprika und Kräuter zusammen in eine Schüssel geben und mit Olivenöl mischen, dann die geschälte rote Bete hinzugeben und alles für 15 Min. im Ofen backen. Tomaten und Pilze mit auf das Blech geben und weitere 10 Min. backen. Eier, Milch, Kräuter und Gewürze zusammenmischen und mit dem gerösteten Gemüse in einer Pfanne ca. 10 Min. braten. Dann alles in eine Auflaufform geben mit dem Käse bestreuen und unter dem Grill goldbraun backen.

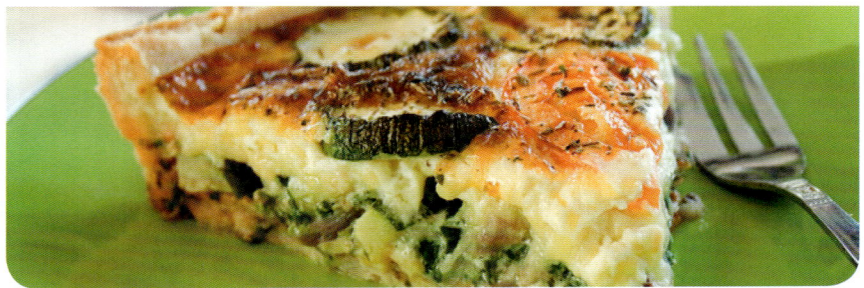

Ohne Fleisch

Auberginen Nudeln

Zutaten für 2 Personen

•	Nudeln nach Wahl	120 g	•	Ei	1
•	Zwiebel	1	•	Feta	40 g
•	Paprika	1	•	Knoblauchzehe	2
•	Aubergine	1 kleine	•	Lorbeerblatt	1
•	Kirschtomaten	200 g	•	Anchovis	1
•	Schwarze und grüne Oliven	25 g	•	Balsamicoessig	1 TL
•	Joghurt	120 g	•	Olivenöl	1 EL

Zubereitung

Gemüse waschen, Ofen auf 210 °C (Ober-/Unterhitze), 190 °C (Umluft) vorheizen. ½ Zwiebel und Knoblauchzehe in feine Würfel schneiden und in einer Pfanne mit Rapsöl leicht anbraten. Tomaten in grobe Würfel schneiden, mit der Anchovis und dem Lorbeerblatt in die Pfanne geben und 20–30 Min. köcheln lassen, gegen Ende Essig hinzugeben und abschmecken. Währenddessen Nudeln nach Anleitung kochen, ½ Zwiebel, Paprika, Aubergine in kleine Würfel schneiden, den Knoblauch pressen, dann alles mit Olivenöl vermischen und im Ofen 10 Min. rösten. Oliven halbieren und mit dem Gemüse, der Tomatensoße und den Nudeln vermischen. Ei, Joghurt und zerbröselter Feta vermischen, mit Pfeffer würzen und dann über die Auberginen-Nudel-Mischung verteilen. Im Ofen ca. 20–25 Min. backen.

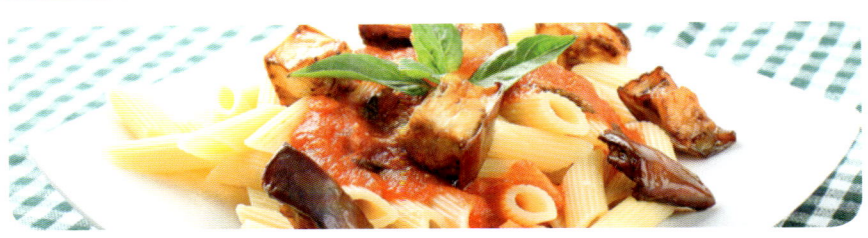

Ohne Fleisch

Apfel-Rotkohl-Salat mit Walnüssen

Zutaten für 2 Personen

Säuerliche Äpfel	2
Rotkohl	¼
Karotte	1

Rosinen	25 g
Walnüsse	25 g
Petersilie	kleiner Bund

Für das Dressing

Olivenöl	20 ml
Walnußöl	10 ml

Rotweinessig	12 ml
Balsamicoessig	12 ml

Zubereitung

Äpfel entkernen, aber nicht schälen, dann in kleine Stücke schneiden; Karotten in feine, kurze Stäbchen schneiden, Rotkohl grob raspeln, Walnüsse grob hacken und alles gemeinsam mit den Rosinen und der gehackten Petersilie in einer Schüssel vermischen. Alle Zutaten für das Dressing in einen verschließbaren Behälter geben, mit Salz und Pfeffer würzen und dann gut schütteln. Dressing über den Salat geben und 30 Min. einwirken lassen.

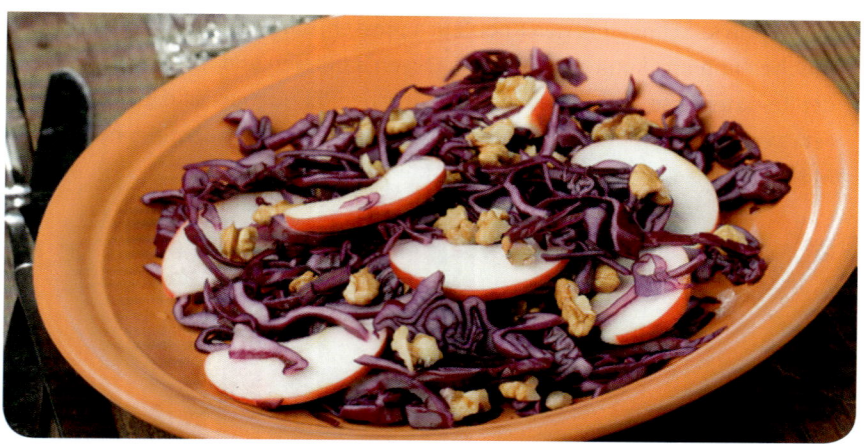

Ohne Fleisch

Grün-rotes Gemüse

Zutaten für 2 Personen

- Brokkoli — 160 g
- Grüne Bohnen — 80 g
- Erbsen — 80 g
- Zwiebel — 1
- Paprika rot und grün — je 1
- Knoblauchzehe — 1
- Olivenöl — 1 EL
- Chili — nach Geschmack
- Kumin — gestrichener TL

Zubereitung

Gemüse waschen, Paprika in kleine Stücke, Zwiebel und Knoblauch in feine Scheiben schneiden, Zwiebeln in einer Pfanne 5 Min. braten, Knoblauch, Chili und Cumin hinzugeben und weiterkochen, bis die Zwiebeln knusprig sind. Bohnen, Erbsen, Paprika und Brokkoli mit in die Pfanne geben und 3–5 Min. dünsten, bis das Gemüse weich ist.

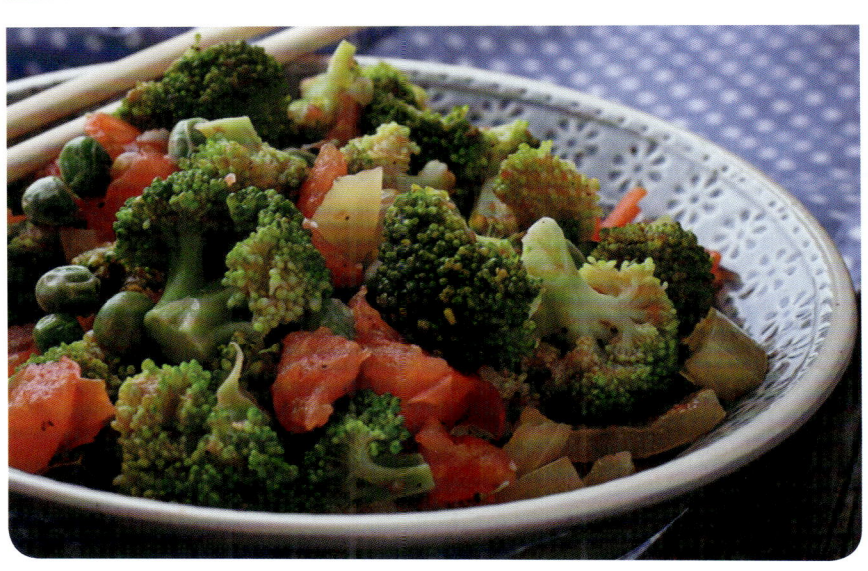

Ohne Fleisch

Herzhafter Karottensalat

Zutaten für 2 Personen

•	Karotte	2	• Koriander	kleine Handvoll
•	Rote Bete	1	• Walnüsse	kleine Handvoll

Für das Dressing

•	Zitronensaft	1 TL	• Cumin	1 Messerspitze
•	Orangensaft	1 EL	• Honig	1 TL

Zubereitung

Karotten und Rote Bete fein reiben, Zutaten für das Dressing in einen verschließbaren Behälter füllen und kräftig mischen. Koriander und Wallnüsse grob hacken, dann in einer Salatschüssel mit den anderen Zutaten und dem Dressing vermischen.

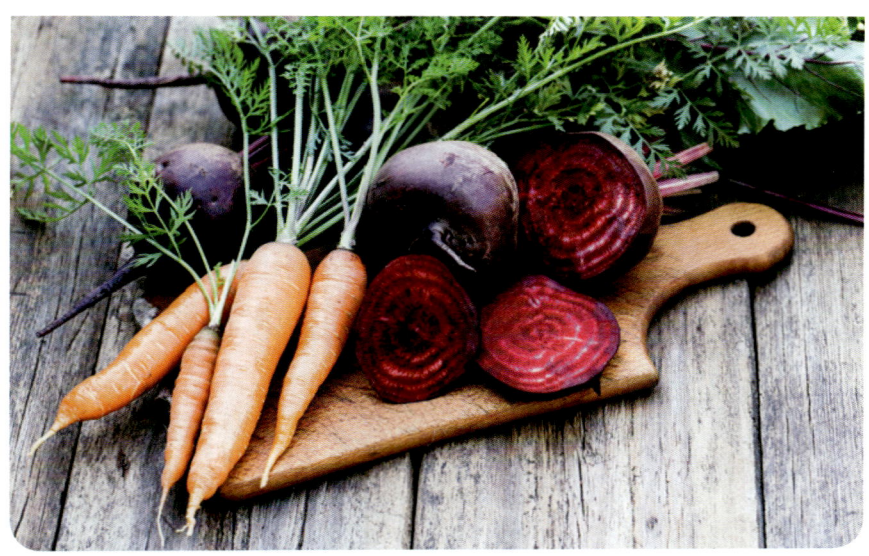

Desserts

Zutaten für 2 Personen

• Äpfel	2	• Orange	1
• Datteln ohne Kern	75 g	• Rum	1 TL
• Gehackte Nüsse	25 g	• Brauner Zucker	15 g

Zubereitung

Äpfel waschen und den Kern entfernen, ohne den Apfel zu zerschneiden, Backofen auf 200 °C (Ober-/Unterhitze), 180 °C (Umluft) vorheizen. Die Äpfel mit einem Messer rundum anritzen, damit die Haut beim Backen nicht aufplatzt. Datteln grob hacken, Orange entsaften und die Schale abreiben, Orangenschale, Datteln, Nüsse und Rum mischen. Die Mischung in die Äpfel füllen, Orangensaft über die Äpfel gießen und mit braunem Zucken bestreuen. Die Äpfel in Backform geben, den Boden mit dem überschüssigen Orangensaft und etwas Wasser bedecken, dann im Ofen 45–60 Min. backen.

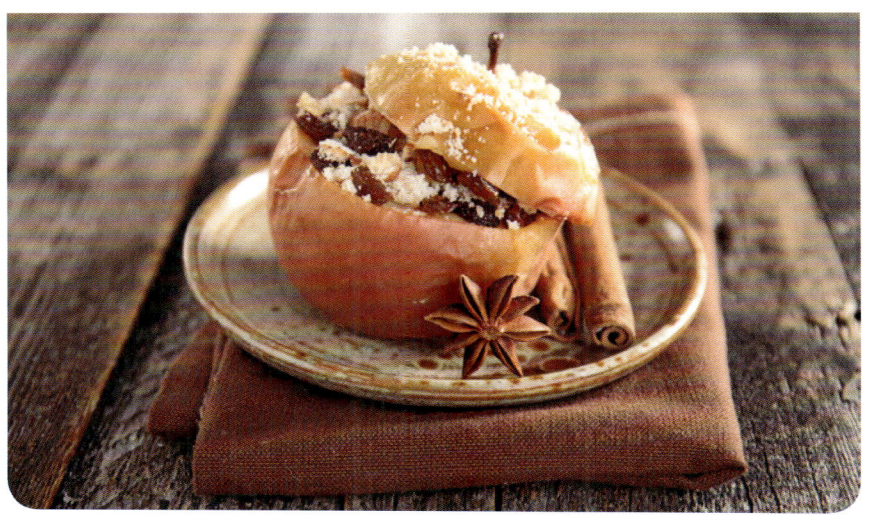

Desserts

Orangen-Schokoladen-Mousse

Zutaten für 2 Personen

- Dunkle Schokolade   70 g
- Ei   1
- Unbehandelte Orange   1
- Himbeeren   160 g

Zubereitung

Schokolade zerkleinern und in einem Wasserbad flüssig werden lassen. Orangenschale abreiben und Orange entsaften; Ei trennen und das Eiweiß zu Eischnee schlagen. Das Eigelb mit der Hälfte des Orangensaftes und der Hälfte der Orangenschale mit einem Schneebesen schlagen, nach und nach die Schokolade unter die Eigelbmischung heben, dann vorsichtig den Eischnee unterheben. Die Himbeeren in zwei Gläser aufteilen, mit der Schokoladenmousse übergießen und im Kühlschrank mindestens 3 Stunden fest werden lassen.

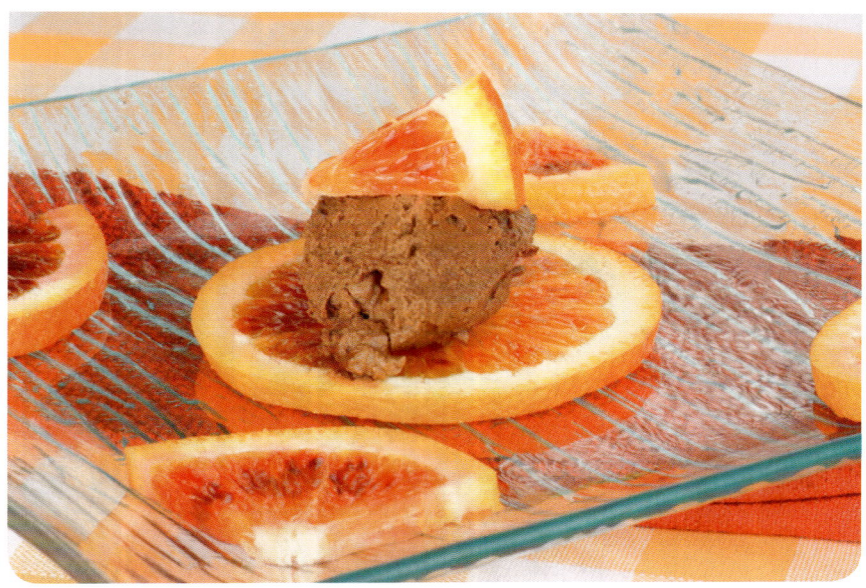

Desserts

Avocado-Erdbeer-Schokoladen-Dessert

Zutaten für 2 Personen

• Reife Avocado	1	• Kakaopulver	20 g
• Frische Erdbeeren	70 g	• Ahornsirup	35 ml
• Puderzucker	1 TL	• Vanilleschote	1

Zubereitung

Erdbeeren in Scheiben schneiden, mit Puderzucker bedecken und eine Stunde ruhen lassen. Währenddessen die Avocado halbieren, Stein entfernen und das Fruchtfleisch herauslöffeln. Vanilleschote aufschneiden und das Mark mit einem Messer auspressen. Dann Avocadofleisch mit Kakaopulver, Ahornsirup, 15 ml Wasser und dem Mark der Vanille in einem Mixer pürieren. Die Creme auf 2 Gläser aufteilen, die Erdbeeren und deren Saft darüber gießen.

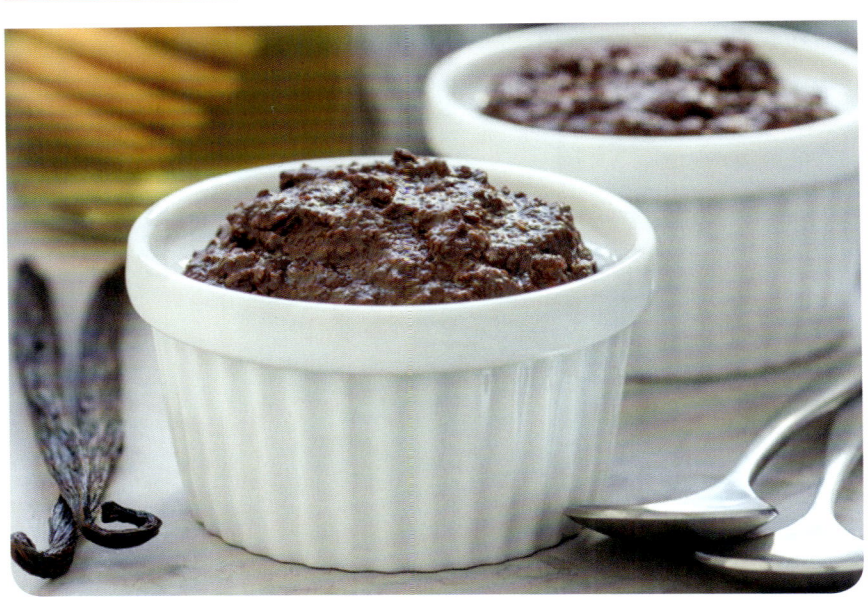

Desserts

Zutaten für 2 Personen

- Früchte nach
  Geschmack   160 g
- Rosé- oder Rotwein   190 ml

- Blatt Gelatine   1 ½
- Ahornsirup   30 ml

Zubereitung

Gelatineblätter in lauwarmem Wasser einweichen. Wein in einem Topf erhitzen, vom Herd nehmen und den Ahornsirup einrühren, Gelatineblätter hinzugeben und unter Rühren auflösen. Früchte in Gläser aufteilen und die Gelatinemasse darüber gießen. Im Kühlschrank mehrere Stunden oder über Nacht fest werden lassen.

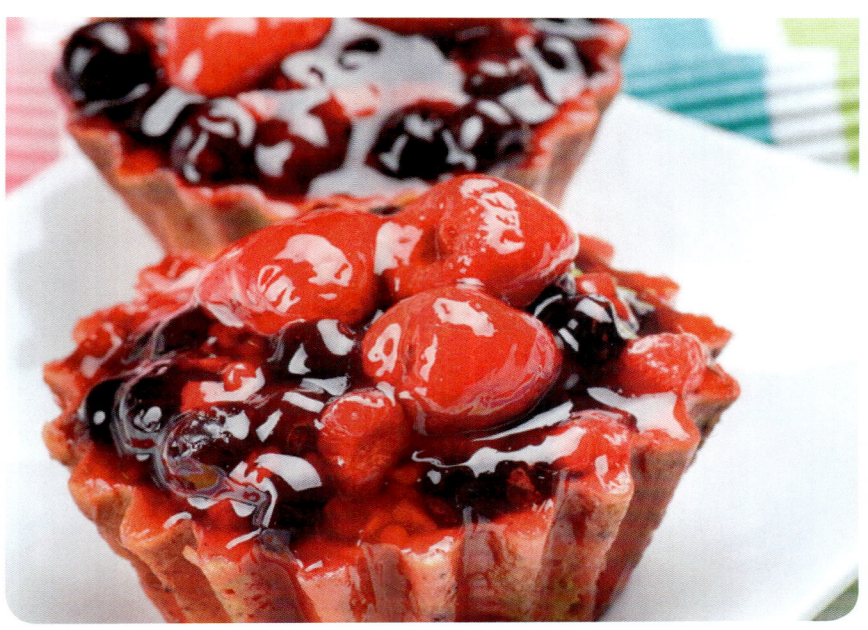

Desserts

Zutaten für 2 Personen

• Ananas	½
• Mango	½
• Wassermelone	¼
• Kiwi	1
• Banane	1

• Rote Trauben	10
• Passionsfrucht	½
• Orangensaft	1 EL
• Zitronensaft	1 TL

Zubereitung

Ananas, Wassermelone, Kiwi und Mango in 2 cm große Würfel, Banane in Scheiben schneiden, Passionsfruchtfleisch und Trauben mit in den Fruchtsalat geben. Orangen- und Zitronensaft über die Früchte gießen, umrühren und 30 Min. ziehen lassen. Besonders hübsch ist es, wenn man den Salat in ausgehöhlte Früchte, wie Grapefruit, Ananas, Papaya o. ä. füllt und serviert.

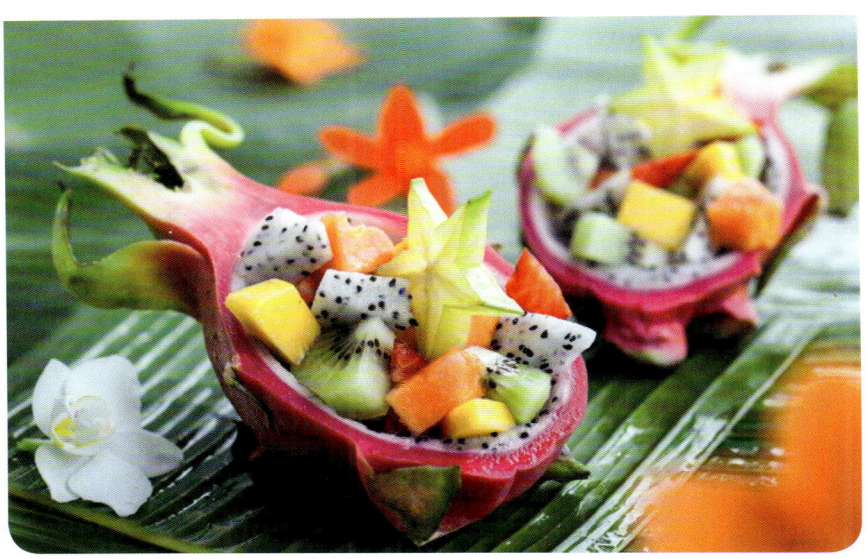

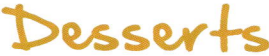

Desserts

Süßer Karottensalat

Zutaten für 2 Personen

•	Karotten	2	•	Ananas	100 g
•	Apfel	1	•	Zitronensaft	1 TL
•	Walnüsse	kleine Handvoll			

Zubereitung

Karotten und Apfel fein reiben, Walnüsse grob hacken, mit den Karotten und der Roten Bete in eine Salatschüssel geben. Ananas in Stücke schneiden, den Saft mit dem Zitronensaft in den Salat geben und alles vermischen. In einer halbierten Ananas servieren.

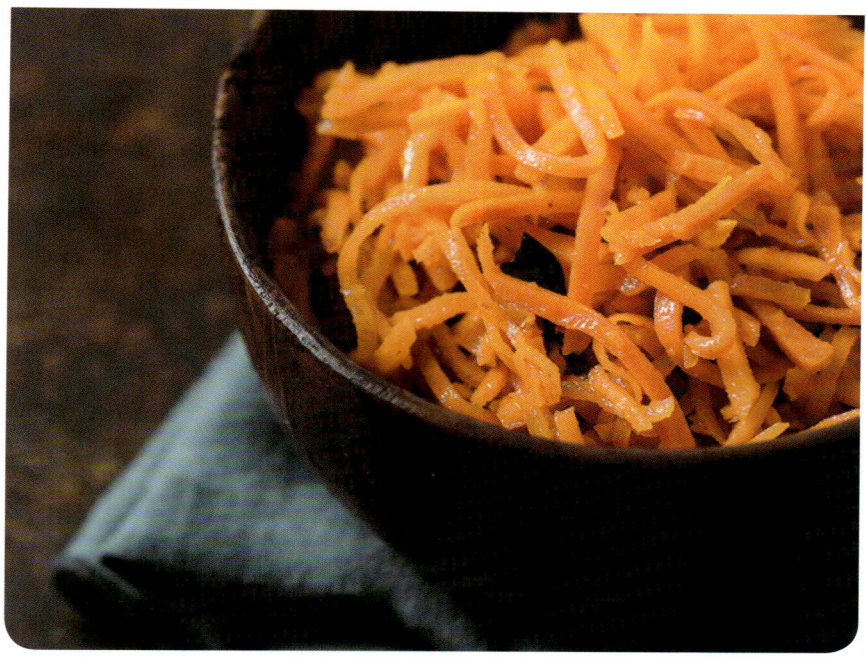

Desserts

Zutaten für 4 Personen

• Erdbeeren	500 g
• Roher Schinken (z. B. Parma oder Serrano)	100 g
• Balsamicoessig	4 EL
• Honig oder Ahornsirup	1 EL
• Basilikum	2 Stängel
• Parmesan	50 g
• Schwarzer Pfeffer frisch gemahlen	

Zubereitung

Essig und Ahornsirup unter Rühren vorsichtig aufkochen, Erdbeeren waschen, putzen und vierteln, Basilikum waschen und sehr fein schneiden (ein wenig zum Garnieren zurücklegen), Parmesankäse hobeln, Schinken etwas zerkleinern. Schinken, Erdbeeren, Basilikum und Käse vermischen, auf Teller verteilen und mit dem Balsamico-Sirup beträufeln, pfeffern und mit Basilikum garnieren.

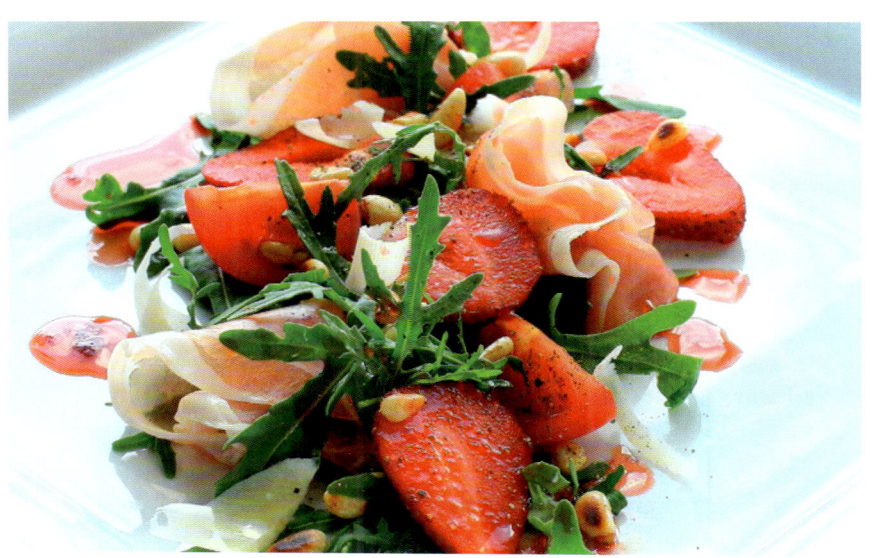

Richtig ernähren – Geistig fit bleiben!

Was genau ist Geistig FIT fürs ganze Leben?

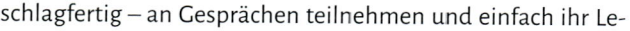

Kennen auch Sie diese beneidenswerten Menschen? Die noch mit 70, 80, ja 90 Jahren voll geistig fit sind? Die noch Fremdsprachen lernen, anspruchsvolle Reisen unternehmen, sich begeistert ihren Hobbys widmen, eloquent – manche sogar witzig und schlagfertig – an Gesprächen teilnehmen und einfach ihr Leben genießen – trotz ihres hohen Alters? Was ist ihr Geheimnis? Haben diese Menschen die sprichwörtliche „Rossnatur"? Allerbeste Gene? Das vielleicht auch, aber nicht nur! Gehen sie ständig zum Arzt, der ihnen nur die beste Medizin verschreibt? Nicht unbedingt! Treiben sie den ganzen Tag Sport und verkneifen sie sich jedes Stück Kuchen und jedes Bier? Ganz bestimmt nicht!

Es ist viel einfacher: All diese Menschen nutzen bewusst oder unbewusst eine Methode, die auch ich Ihnen mit „Geistig FIT fürs ganze Leben" anbieten möchte. Es ist eine sanfte, sichere und medikamentenfreie Methode. Sie ist wissenschaftlich fundiert und ruht auf vier Säulen:

› **Gehirngesunde Ernährung**
leckere Rezepte und Infos und Tipps zu gesunden Nahrungsmitteln.

› **Geistiges Training**
Tipps und wissenschaftlich erprobte Übungen für mehr mentale Leistung.

› **Körperliche Bewegung**
Bewegungsübungen, die mit wenig Mühe Ihr Gehirn auf Trab bringen.

› **Erholung und Schlaf**
alltagstaugliche Übungen mit schnell spürbarem Erfolg für Seele und Geist.

Alle wichtigen Informationen zu diesen vier Säulen gebe ich Ihnen jeden Monat in „Geistig FIT fürs ganze Leben".

Richtig ernähren – Geistig fit bleiben!

Dazu finden Sie jeden Monat noch spannende Berichte mit Hintergrundinformationen. Wissen Sie zum Beispiel:

> Welche neuen Alzheimer-Therapien gibt es? Und ob sie wirken oder eher schaden?
> Was ist von Gehirndopingmitteln zu halten ist? Sind welche sinnvoll oder alle gefährlich?
> Wie Sie als Angehöriger oder Freund mit Alzheimer-Patienten richtig umgehen sollten?
> Welche Sportarten gesund fürs Gehirn sind? Und wie viel Sport überhaupt sein muss?
> Welche Nahrungsmittel gesund fürs Gehirn sind? Und welche häufigen Nahrungsmittel wirklich schaden?
> Das und vieles mehr finden Sie in Geistig FIT fürs ganze Leben.

All diese Informationen sind wissenschaftlich geprüft und auf dem neuesten Stand. Als Neurobiologe und Experte auf diesem Gebiet stelle ich Ihnen detailliert und verständlich die neuesten Forschungsergebnisse und was sie für ihr Leben bedeuten vor.

Mit meinen Informationen in der Hand werden Sie in Zukunft keinen Scharlatanen oder Quacksalbern auf den Leim gehen, die nur an Ihr Geld wollen. Als unabhängiger Wissenschaftler können Sie sich auf meine Recherche verlassen! Alle Informationen und Tipps vermittle ich Ihnen leicht verständlich und direkt anwendbar. Darauf gebe ich Ihnen mein Wort!

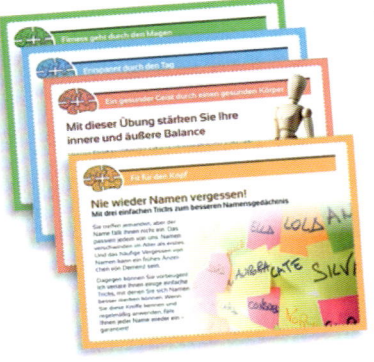

Jeden Monat erhalten Sie außerdem vier Sammelkarten, auf denen Sie die besten Rezepte, Übungen und Tipps immer griffbereit haben. Damit besitzen Sie den ultimativen Schlüssel, mit dem Sie Ihre geistige Leistungsfähigkeit unabhängig, selbstbestimmt und gesund erhalten können!

Erfahren Sie mehr unter www.geistig-fit.net!

Quellen

Endnoten

1   Maier et al. Alzheimer & Demenzen verstehen. Trias, Stuttgart, 2011.
2   Alzheimer's Society, UK: https://www.alzheimers.org.uk/info/20025/policy_and_influencing/ 251/dementia_uk
3   z. B.: Maier et al. Alzheimer & Demenzen verstehen. Trias, Stuttgart, 2011.
     Verein für Konsumenteninformation (Hrsg.) Alzheimer. VKI-Verlag, Wien, 2014.
4   https://coconutketones.com/
5   Freudenberger, P et al. Fitness and cognition in the elderly: The Austrian Stroke Prevention Study. Neurology 2016; 86: 418–424.
6   oss, MW et al. Fitness, but not physical activity, is related to functional integrity of brain networks associated with aging. NeuroImage 2016; 131: 113–125.
7   ten Brinke LF et al. Aerobic exercise increases hippocampal volume in older women with probable mild cognitive impairment: a 6-month randomised controlled trial. Br J Sports Med. 2015; 49: 248–254.
8   Spartano NL et al. Midlife exercise blood pressure, heart rate and fitness relate to brain volume 2 decades later. Neurology 2016; 86: 1313–1319.
9   Raji CA et al. Longitudinal relationships between caloric expenditure and gray matter in the Cardiovascular Health Study. J Alzheimer's Dis. 2016; 52: 719–729.
10 Oberlin LE et al. White matter microstructure mediates the relationship between cardiorespiratory fitness and spatial working memory in older adults. Neuroimage 2016; 131: 91–101.
11 van Praag et al. Exercise Enhances Learning and Hippocampal Neurogenesis in Aged Mice. J Neurosci. 2005; 25: 8680–8685.
12 Experimental Biology 2017: How walk ng benefits the brain: Researchers show that foot's impact helps control, increase the amount of blood sent to the brain. ScienceDaily, 24 April 2017, https://www.sciencedaily.com/releases/2017/04/170424141340.htm
13 Lunghi, Claudia et al. A cycling lane for brain rewiring. Curr Biol. 2015; 25: R1122–R1123.
14 Warburton DER & Bredin SSD Reflections on Physical Activity and Health: What Should We Recommend? Can J Cardiol. 2016; 32: 495–504.
15 O'Donovan G et al. Association of "Weekend Warr or" and Other Leisure Time Physical Activity Patterns With Risks for All-Cause, Cardiovascular Disease, and Cancer Mortality. JAMA Intern Med. 2017; 177: 335–342.
16 z.B. im Internet unter: https://goo.gl/MxAVTp
17 Eyre HA et al. Changes in Neural Connectivity and Memory Following a Yoga Intervention for Older Adults: A Pilot Study. J. Alzheimer's Dis. 2016; 52: 673–684.
18 Mortimer JA et al. Changes in brain volume and cognition in a randomized trial of exercise and social interaction in a community-based sample of non-demented Chinese elders. J. Alzheimer's Dis. 2012; 30: 757–766.

19   Scholz J et al. Training induces changes in wh te-matter architecture. Nature Neurosci. 2009; 12: 1370–1371 und https://www.newscientist.com/article/dn17957-learning-to-juggle-grows-brain-networks-for-good/

20   Rebok GW et al. Ten-Year Effects of the Advanced Cognitive Training for Independent and Vital Elderly Cognitive Training Trial on Cognition and Everyday Functioning in Older Adults. J Am Geriatr Soc.2014; 62: 16–24.

21   Edwards JD et al. An examination of mediators of the transfer of cognitive speed of processing training to everyday functional performance. Psychology and Aging 2013; 28: 314–321.

22   https://sharpbrains.com/blog/2017/07/07/our-health-starts-and-ends-with-brain-health-dr-sandra-bond-chapman-at-the-2016-sharpbrains-virtual-summit-2/

23   Edwards J et al., Annual Convention of the American Psychological Association, 2016 https://www.apa.org/news/press/releases/2016/08/active-study.pdf

24   Xu W et al. Meta-analysis of modifiable risk factors for Alzheimer's disease. J Neurol Neurosurg Psychiatry 2015; 86:1299–1306.

25   Anstey KJ et al. Body mass index in midlife and late-life as a risk factor for dementia: a meta-analysis of prospective studies. Obes Rev. 2011; 12:e426–437.

26   Maillard P et al. Effects of Arterial Stiffness on Brain Integrity in Young Adults From the Framingham Heart Study. Stroke 2016; 47: 1030–1036

27   https://blog.alzheimers.org.uk/research/stress-and-dementia/

28   Khalsa DS. Stress, Meditation, and Alzheimer's Disease Prevention: Where The Evidence Stands. J Alzheimers Dis. 2015; 48: 1–12.

29   Shakersain B et al. Impact of dietary patterns on cognitive decline among dementia-free older adults: A population-based longitudinal study. Alzheimer's & Dementia 2014; 10: 751–752.

30   Morris MC et al. MIND diet associated with reduced incidence of Alzheimer's disease. Alzheimer's & Dementia 2015; 11: 1007-1014.

31   Morris MC et al. MIND diet slows cognitive decline with aging. Alzheimer's & Dementia 2015; 11: 1015-1022.

32   https://health.usnews.com/best-diet/mind-diet

33   Topiwala A et al. Moderate alcohol consumption as risk factor for adverse brain outcomes and cognitive decline: longitudinal cohort study BMJ 2017; 357: j2353.

34   https://www.verbraucherzentrale.de/antioxidantien

35   Olson CR, Mello CV Significance of vitamin A to brain function, behavior and learning. Mol Nutr Food Res. 2010; 54: 489–495.

36   Rathod R et al. Novel insights into the effect of vitamin B12 and omega-3 fatty acids on brain function. J Biomed Sci. 2016; 23: 17.

37   Durga J et al. Effect of 3-year folic acid supplementation on cognitive function in older adults in the FACIT trial: a randomised, double blind, controlled trial. Lancet 2007; 369: 208–216 und https://www.medpagetoday.com/neurology/alzheimersdisease/4888

38   Leischker A. Symptome des Vitamin-B12-Mangels richtig einordnen. Medical Tribune 2017; https://www.medical-tribune.de/fileadmin/PDF/vitamin-b12-mangel_mtd_2017_242627_teil1-3.pdf

39 Harrison FE, May JM. Vitamin C Function in the Brain: Vital Role of the Ascorbate Transporter (SVCT2). Free Radic Biol Med. 2009; 46: 719–730.

40 Miller JW et al. Vitamin D Status and Rates of Cognitive Decline in a Multiethnic Cohort of Older Adults. JAMA Neurol. 2015; 72: 1295–1303.

41 Littlejohns TJ et al. Vitamin D and the risk of dementia and Alzheimer disease. Neurology 2014; 83: 920–928.

42 Miller JW et al. Vitamin D Status and Rates of Cognitive Decline in a Multiethnic Cohort of Older Adults. JAMA Neurol. 2015; 72: 1295–1303.

43 Lehmann U et al. Bioavailability of vitamin D(2) and D(3) in healthy volunteers, a randomized placebo-controlled trial. J Clin Endocrinol Metab. 2013; 98: 4339–4345.

44 La Fata G et al. Effects of Vitamin E on Cognitive Performance during Ageing and in Alzheimer's Disease. Nutrients 2014; 6: 54535472; doi:10.3390/nu6125453.

45 z.B: Ramsden CE et al. Re-evaluation of the traditional diet-heart hypothesis: analysis of recovered data from Minnesota Coronary Experiment (1968-73). BMJ 2016; 353: i1246, zu einer Diskussion: https://getpocket.com/a/read/1540279759

46 Friedland RP. Fish Consumption and the Risk of Alzheimer Disease – Is It Time to Make Dietary Recommendations? Arch Neurol. 2003; 60: 923–924.

47 Lauretti E et al. Extra-virgin olive oil ameliorates cognition and neuropathology of the 3xTg mice: role of autophagy. Ann Clin Transl Neurol. 2017; 4: 564–574.

48 Schweizer U et al. Selenium and brain function: a poorly recognized liaison. Brain Res Rev. 2004; 45: 164–178.

49 Akbarly TN et al. Plasma selenium over time and cognitive decline in the elderly. Epidemiology 2007; 181: 52–58.

50 Rayman MP. Selenium and human health. Lancet 2012; 379: 1256–1268.

51 Sensi SL et al. The Neurophysiology and Pathology of Brain Zinc. J Neurosci. 2011; 31: 16076–16085.

52 Roohani N et al. Zinc and its importance for human health: An integrative review. J Res Med Sci. 2013; 18: 144–157.

53 https://www.mpg.de/521999/pressemitteilung20061128

54 Crichton GE et al. Chocolate intake is associated with better cognitive function: The Maine-Syracuse Longitudinal Study. Appetite 2016; 100: 126–132.

55 Krikorian R et al. Blueberry Supplementation Improves Memory in Older Adults. J Agricult Food Chem. 2010; 58: 3996–4000.

Alle Links abgerufen am 29.09.2017